Priya Rani
B. S. Suma

Prevenção primária da cárie dentária

Priya Rani
B. S. Suma

Prevenção primária da cárie dentária

Uma intervenção comportamental baseada na escola

ScienciaScripts

Cover image: www.ingimage.com

This book is a translation from the original published under ISBN 978-620-7-80633-1.

Publisher:
Sciencia Scripts
is a trademark of
Dodo Books Indian Ocean Ltd. and OmniScriptum S.R.L publishing group

120 High Road, East Finchley, London, N2 9ED, United Kingdom
Str. Armeneasca 28/1, office 1, Chisinau MD-2012, Republic of Moldova, Europe
Printed at: see last page
ISBN: 978-620-7-87495-8

Índice

Introdução

A saúde oral é uma componente integral da saúde geral. A saúde é um direito fundamental, um objetivo social, uma necessidade humana essencial e uma melhor qualidade de vida[1]. A saúde geral, o bem-estar, a educação e o desenvolvimento das crianças, das famílias e das comunidades podem ser afectados pela saúde oral.[2] Ao longo dos anos, as doenças orais têm flutuado com a mudança dos estilos de vida. A nível mundial, a contribuição da cárie dentária para o peso das doenças orais é cerca de 10 vezes superior à da doença periodontal, a outra doença oral comum . Devido à sua prevalência globalmente elevada, a cárie dentária em crianças tem sido descrita como uma doença "pandémica" caracterizada por uma elevada percentagem de cavidades cariosas não tratadas que causam dor, desconforto e limitações funcionais . Além disso, as cavidades cariosas não tratadas têm um impacto significativo na saúde geral das crianças e no bem-estar social e económico das comunidades.[3] Embora tenha havido uma melhoria considerável na saúde oral das crianças nas últimas décadas, a cárie dentária (cárie dentária) continua a ser um dos problemas de saúde oral mais comuns nas crianças de todo o mundo[2] .

A cárie dentária é uma doença microbiana que se inicia com a desmineralização do componente inorgânico do dente, seguida da destruição do componente orgânico. É a doença mais comum na infância e a doença não transmissível mais frequente em todo o mundo. A cárie dentária está presente em países de baixo, médio e alto rendimento; entre 60% e 90% das crianças nos países industrializados são afectadas (Petersen 2005).[4] Observam-se níveis crescentes de cárie dentária nos países em desenvolvimento, especialmente nos países onde não foram estabelecidos programas de cuidados orais preventivos[5] . A falta de disponibilidade e de acessibilidade dos serviços de saúde oral não só resulta no agravamento da doença, como também aumenta o custo do tratamento e dos cuidados [2] Os serviços públicos de saúde oral nos países em desenvolvimento estão geralmente orientados para os cuidados curativos, sendo dada pouca atenção à prevenção. Dado que a capacidade dos serviços de saúde oral existentes é limitada, numa perspetiva de saúde pública, parece irrealista controlar a doença oral através de estratégias curativas tradicionais[5] . Por conseguinte, as abordagens preventivas e interventivas parecem ser uma alternativa viável para resolver o problema aparentemente esmagador da cárie dentária[6] , que pode ser melhor alcançado através de programas de saúde escolar. A resolução da OMS de 2007 sobre saúde oral inclui um artigo intitulado "desenvolver e implementar a promoção da saúde oral e a prevenção de doenças orais para crianças em idade pré-escolar e escolar como parte das actividades nas escolas de promoção da saúde". Apela explicitamente aos governos para que se empenhem ativamente na aplicação da resolução. A saúde oral nas escolas deve ser integrada no quadro mais alargado da promoção da saúde, de acordo com a **Carta de** Otava [3]

O programa dentário escolar abrange o seguinte:

1. Rastreio individual de doenças orais em crianças.

2. Fornecer educação sobre saúde oral, incluindo demonstrações de escovagem de dentes na escola,

3. Formação de professores para ensinar questões de saúde oral, programa de escovagem e bochechos na sala de aula.

4. Fluoretação da água das escolas, terapia tópica com flúor

5. Programa de selagem nas escolas,

6. Utilização da abordagem ART como primeira opção para o tratamento preventivo e restaurativo do desenvolvimento de lesões cariosas.

7. Cuidados dentários incrementais.

8. e a prestação de tratamento nas clínicas dentárias após resultados positivos no rastreio.[7& 3]

Para além disso, os programas escolares têm o potencial de ligar os alunos a serviços de tratamento na comunidade e facilitar a inscrição de crianças elegíveis em programas de seguros públicos, como o Medi-caid e o Children's Health Insurance.

Por conseguinte, esta revisão da literatura foi preparada para dar uma ideia geral dos métodos de intervenção comportamental baseados na escola para a prevenção primária da cárie dentária, de modo a melhorar o estado de saúde oral das crianças, para evitar o sofrimento da doença dentária não tratada mais tarde na vida e para reduzir o fardo do tratamento da cárie dentária em termos de mão de obra, dinheiro e tempo no futuro.

Medicina dentária preventiva [8]

Os objectivos da medicina são a promoção da saúde, a preservação da saúde, o restabelecimento da saúde quando esta se encontra debilitada e a minimização do sofrimento e da angústia. Estes objectivos podem ser alcançados através de uma prevenção bem sucedida, que depende do conhecimento da causalidade, da dinâmica da transmissão, da identificação dos factores e grupos de risco, da disponibilidade de medidas profiláticas, de deteção precoce e de tratamento, da organização destas medidas para pessoas ou grupos adequados e da avaliação e desenvolvimento contínuos dos procedimentos aplicados. O objetivo da prevenção é intercetar ou opor-se à causa e, consequentemente, ao processo da doença. A prevenção pode ser dividida em 4 tipos:

1. Primordial
2. Primário
3. Secundário
4. Terciário

Prevenção primordial

Este é um conceito novo, especialmente no que diz respeito às doenças crónicas. Trata-se de prevenir o aparecimento ou o desenvolvimento dos factores de risco em países ou grupos populacionais em que ainda não apareceram. Na prevenção primordial, os esforços são dirigidos para desencorajar as crianças a adoptarem estilos de vida prejudiciais.

Prevenção primária

Refere-se à ação tomada antes do aparecimento da doença, que elimina a possibilidade de esta vir a ocorrer. Inclui o conceito de "saúde positiva", um conceito que encoraja a obtenção e a manutenção de um nível de saúde aceitável que permita a cada indivíduo levar uma vida social e economicamente produtiva

Prevenção secundária

É a ação que permite travar a progressão da doença na sua fase incipiente e prevenir as complicações. Tenta travar o processo de doença, restaurar a saúde, procurando doenças não reconhecidas e tratando-as antes de ocorrerem alterações patológicas irreversíveis. Os programas de saúde iniciados pelos governos situam-se geralmente ao nível da prevenção secundária.

Prevenção terciária

Define-se como todas as medidas disponíveis para reduzir ou limitar as deficiências e incapacidades, minimizar os sofrimentos causados pelo afastamento existente da boa saúde e promover o ajustamento do doente a condições irremediáveis. Uma vez estabilizada a deficiência e a incapacidade, segue-se a reabilitação.

Modos de intervenção

A intervenção é definida como qualquer tentativa de intervir ou interromper a sequência habitual do desenvolvimento de uma doença. Foram descritos cinco modos de intervenção em diferentes níveis de prevenção, que formam um continuum correspondente à história natural de qualquer doença. São elas

1. Promoção da saúde
2. Proteção específica
3. Diagnóstico precoce e tratamento imediato
4. Limitação da deficiência
5. Reabilitação

1. **Promoção da saúde**: É um processo que permite às pessoas aumentar o controlo e melhorar a sua saúde.

saúde Não é dirigida contra uma doença em particular, mas utiliza uma série de intervenções para fortalecer o hospedeiro. Estas intervenções incluem

i. educação sanitária

ii. modificação ambiental

iii. intervenção nutricional

iv. mudanças de estilo de vida e de comportamento

Educação para a saúde

É a intervenção mais eficaz em termos de custos quando as pessoas são adequadamente informadas e educadas sobre a doença para a prevenir com muito pouca ou nenhuma intervenção médica. Os alvos dos esforços educativos podem incluir o público em geral, os doentes, os grupos prioritários, os líderes comunitários, os prestadores de cuidados de saúde e os decisores.

Modificação ambiental

Inclui modificações ambientais, como o abastecimento de água potável, o controlo de insectos e roedores, a instalação de latrinas sanitárias e a melhoria das habitações.

Intervenção nutricional

Inclui a distribuição de alimentos e a melhoria nutricional dos grupos vulneráveis.

Modificação do estilo de vida e do comportamento

A educação para a saúde é um elemento básico de todas as actividades no domínio da saúde. É de extrema importância para a mudança de pontos de vista, comportamentos e hábitos dos indivíduos.

2. Proteção específica:

Inclui a imunização, a utilização de nutrientes específicos, a quimioprofilaxia, a proteção contra riscos profissionais, a proteção contra acidentes, a proteção contra agentes cancerígenos, a prevenção de alergénios, o controlo de riscos específicos no ambiente em geral e o controlo da qualidade dos produtos de consumo e da segurança dos alimentos.

3. Diagnóstico precoce e tratamento imediato:

É a intervenção utilizada no nível secundário de prevenção, uma vez que intercepta o processo de doença.

Embora não seja tão eficaz e económica como a prevenção primária, continua a desempenhar um papel importante na redução da morbilidade e da mortalidade de certas doenças.

4. Limitação da deficiência

Este é o modo de intervenção na fase tardia da patogénese. O seu objetivo é prevenir ou travar a transição do processo de doença de deficiência para incapacidade. A deficiência refere-se a qualquer perda ou anomalia da estrutura ou função psicológica, fisiológica ou anatómica. A incapacidade é a incapacidade de realizar certas actividades consideradas normais para uma determinada idade ou sexo, devido a uma deficiência. A desvantagem é a desvantagem de um determinado indivíduo, resultante de uma deficiência ou incapacidade que limita ou impede o desempenho do papel que é normal (dependendo da idade, sexo e factores sociais e culturais) para esse indivíduo.

5. Reabilitação

É a utilização combinada e coordenada de medidas médicas, sociais, educativas e profissionais para formar e reconverter o indivíduo para o nível mais elevado possível de capacidade funcional. Inclui todas as medidas destinadas a reduzir o impacto das pessoas com deficiência e incapacidades para conseguir a integração social. Tenta transformar pessoas não produtivas em pessoas produtivas. Trata-se, portanto, de uma tarefa difícil e exigente, que raramente dá resultados totalmente satisfatórios e requer a cooperação entusiástica de diferentes segmentos da sociedade, bem como conhecimentos especializados, equipamentos e fundos que não estão facilmente disponíveis para este fim, mesmo em sociedades ricas. Por conseguinte, as intervenções nas fases iniciais são mais viáveis, mais produtivas e menos exigentes em termos de recursos.

Assim, tendo em consideração os diferentes níveis de prevenção e modos de intervenção, as escolas são talvez o melhor local para a estratégia de prevenção, promovendo a saúde oral, porque aproximadamente mil milhões de crianças em todo o mundo passam aí a maior parte do seu dia. É o local ideal onde as crianças podem ser visadas numa idade muito precoce, de modo a que os níveis primários de prevenção possam ser aplicados com êxito para evitar mais incapacidades e complicações resultantes da cárie dentária. As crianças são receptivas e as mensagens de saúde podem ser-lhes facilmente transmitidas. De facto, muitos dos hábitos dos adultos são formados quando são crianças em idade escolar e podem também transmitir a mensagem à comunidade. A principal área de concentração é a prevenção primária, ou seja, a prevenção da doença antes do seu aparecimento através da educação para a saúde[1] , da modificação dos comportamentos e da proteção específica. Os cuidados preventivos e a educação para a saúde melhoram tanto o comportamento como o estado da saúde oral[5] . A educação para a saúde oral (EAS) visa melhorar a saúde oral através da aquisição de conhecimentos, conduzindo eventualmente à motivação e, por fim, à mudança de comportamento, de acordo com o modelo de crenças sobre a saúde[3] . Os padrões de comportamento conducentes a resultados dentários positivos nem sempre são alcançados em casa, o que pode ser atribuído a uma variedade de variáveis interligadas, incluindo o nível de vida social (Shaw 2009) e factores culturais. Por esta razão, e no interesse da redução das desigualdades em matéria de saúde dentária, continua a ser necessário fornecer intervenções eficazes a nível da população[4]. De acordo com a literatura, diferentes autores (Acs et al 1992, Axelsson et al 1993, Lalloo e Solanki 1994, Stephan et al 1996, Booth et al 1997, Petersen et al 1998, Petersen et al 1999, PINE et al 2000, Armfield et al 2001, Friel et al 2002) avaliaram e comunicaram os

serviços de trabalhadores especiais de saúde oral, higienistas dentários, professores e pais para a educação em saúde oral das crianças em idade escolar como método eficaz de prevenção de vários problemas oro-dentários [4].

Os programas de saúde oral de base escolar são um meio eficaz de prestar cuidados dentários às crianças nas escolas primárias. **Podem ser organizados** através de um esforço conjunto dos sectores público e privado, em associação com as autoridades escolares, e devem ser implementados como parte obrigatória de uma estratégia nacional de saúde escolar, destinada a promover a saúde através da prevenção de doenças e do estabelecimento de bons comportamentos de saúde[7]. O Programa de Promoção da Saúde nas Escolas salienta uma série de políticas que criam um ambiente saudável não só para os alunos, mas também para o pessoal e a comunidade. O seu êxito depende em grande medida da participação da comunidade. Os professores, os pais e as autoridades escolares e de saúde devem participar nos processos de planeamento, execução e revisão desses programas [3]

Assim, dada a sua posição permanente no âmbito do esquema de saúde escolar, o programa dentário escolar é potencialmente um cenário ideal para alcançar uma boa saúde oral para as crianças em idade escolar. Parece que um programa de saúde oral bem concebido pode levar a uma redução do sofrimento devido a doenças dentárias entre as crianças.

Orientações para um programa dentário escolar ideal

1. Ser administrativamente correto
2. Estar disponível para todas as crianças
3. Fornecer factos sobre medicina dentária e cuidados dentários, especialmente sobre cuidados pessoais e procedimentos preventivos
4. Contribuir para o desenvolvimento de uma atitude favorável em relação à saúde dentária
5. Proporcionar um ambiente propício ao desenvolvimento das competências psicomotoras necessárias à escovagem dos dentes e ao uso do fio dental
6. Incluir o programa de odontologia preventiva primária - profilaxia, programas de flúor e colocação de selantes de fossas e fissuras.
7. Fornecer um método de rastreio para identificação precoce e encaminhamento da patologia.
8. Assegurar que toda a patologia detectada é tratada de forma expedita.

Os programas de saúde oral relativos ao nível primário de prevenção da cárie dentária a nível escolar podem ser divididos em duas partes, de acordo com os modos de intervenção

Promoção da saúde oral nas escolas

i. Educação e motivação para a saúde oral nas escolas
ii. Programa de formação de professores
iii. Aconselhamento dietético
iv. Aconselhamento aos pais
v. Feira de Ciências

Proteção específica

1. Programas de nutrição escolar - Refeição do meio-dia, suplemento de vitamina A, ferro e ácido fólico.
2. Fluoreto sistémico
a. Fluoretação comunitária da água
b. Fluoretação da água nas escolas
c. Fluoretação do sal
d. Fluoretação do leite
3. Aplicação tópica de flúor
a. Escovagem supervisionada dos dentes com dentífricos fluoretados
b. Programa de fluoreto baseado na sala de aula
- Programa de bochechos com flúor
- Fluoreto suplementos vitamínicos
c. Aplicação profissional de flúor
- 2% de fluoreto de sódio
- 8% e 10% de fluoreto estanoso
- Programa de fluoreto de fosfato acidulado
- Verniz fluoretado
- Selante de fossas e fissuras
4. Odontomia profiláctica

Revisão da literatura

PROMOÇÃO DA SAÚDE ORAL NAS ESCOLAS

Educação para a saúde e motivação

A educação para a saúde compreende oportunidades de aprendizagem conscientemente construídas, envolvendo alguma forma de comunicação destinada a melhorar a literacia em matéria de saúde, incluindo a melhoria dos conhecimentos e o desenvolvimento de competências para a vida que conduzam à saúde individual e comunitária. O objetivo da educação para a saúde é informar, motivar e provocar mudanças de comportamento que se mantenham ao longo da vida. A promoção da saúde ajuda os indivíduos a traduzir os seus conhecimentos sobre saúde em comportamentos e estilos de vida positivos[8] . As actividades de promoção da saúde devem ser dirigidas a uma grande variedade de áreas susceptíveis de ter impacto na saúde, por exemplo, os ambientes social, económico e estrutural, bem como as políticas das instituições públicas e locais[9] . Assim, a educação para a saúde, uma abordagem amplamente aceite na prevenção de doenças orais, é um processo de transmissão de conhecimentos e competências necessários para a melhoria da qualidade de vida. O objetivo de um programa de educação para a saúde planeado não é apenas criar novos comportamentos, mas também reforçar e manter comportamentos saudáveis que promovam e melhorem a saúde individual, do grupo ou da comunidade[10] . A lógica é aumentar a capacidade quotidiana da comunidade, alcançar uma saúde pública adequada e a capacidade de seguir um estilo de vida saudável, o que depende da mudança de comportamento[11] . As intervenções para a prevenção da cárie, que têm lugar nas escolas primárias, são potencialmente demasiado tardias para prevenir a cárie precoce da infância (CPE), particularmente nas suas fases iniciais. No entanto, o facto de as intervenções serem dirigidas às crianças mais cedo reduzirá a eficácia das intervenções; isto é, as crianças desenvolvem o controlo motor necessário para uma escovagem de dentes eficaz mais plenamente quando têm idade para frequentar a escola primária. Além disso, é pouco provável que as crianças tenham controlo suficiente sobre as rotinas em casa enquanto são muito jovens. Por conseguinte, é inadequado direcionar as intervenções de prevenção da cárie (ou CEC) para crianças em idade pré-escolar (por oposição a direcionar para os seus pais). Os programas de saúde oral podem ser especialmente relevantes ao nível da escola primária, particularmente para crianças no seu oitavo ano de vida, uma vez que esta é considerada uma fase de latência em que a criança está mais aberta a absorver informação sobre como cuidar do seu corpo (Graham 2005). Os comportamentos e as rotinas desenvolvem-se e estabelecem-se durante a infância e, consequentemente, tornam-se mais difíceis de alterar na idade adulta devido aos hábitos formados e ao comportamento automático. Entre os 5 e os 8 anos de idade, as crianças progridem mentalmente em muitas áreas. Para facilitar a limpeza habitual dos dentes, é importante assegurar que o comportamento está estabelecido até ao final desta fase da vida[4]

A mudança de comportamento foi definida como a progressão de fases identificáveis que, em última análise, resultam na aquisição de um novo comportamento[12] . Assim, as intervenções de mudança de comportamento são fundamentais para a prática eficaz da medicina clínica e da saúde pública, tal como o são, de facto, para muitas questões prementes que a sociedade enfrenta. As "intervenções para a mudança de comportamento" podem ser definidas como conjuntos coordenados de actividades destinadas a alterar padrões de comportamento específicos. Em geral, estes padrões de comportamento são medidos em termos da prevalência ou da incidência de determinados comportamentos em populações específicas (por exemplo, a prestação de aconselhamento para deixar de fumar por médicos de clínica geral). As intervenções são utilizadas para promover a aceitação e a utilização óptima de serviços de saúde eficazes e para promover estilos de vida saudáveis11 As intervenções comportamentais centram-se nos comportamentos desadaptativos, que são aprendidos da mesma forma que os comportamentos adaptativos[13] . Estas atitudes, comportamentos e crenças são moldados na infância, pela família, pelos meios de comunicação social, por factores culturais e a economia influencia as crenças em matéria de saúde[12] . Estes comportamentos podem ser alterados ou modificados em condições adequadas. As terapias comportamentais procedem da seguinte forma: (1) identificação específica do comportamento desadaptativo ou indesejável; (2) determinação dos factores do ambiente que sustentam o comportamento; (3) aplicação de medidas interceptivas adequadas e (4) avaliação da eficácia ou do resultado da intervenção[13] . A motivação é a ferramenta mais importante para a modificação do comportamento e é mais eficaz quando são utilizadas estratégias para incentivar a inspiração das crianças[12] . Este instrumento pode ser utilizado de forma mais eficaz na escola para provocar mudanças de comportamento permanentes nas crianças. Os factores que influenciam a motivação são o valor do reforço, a empatia, as expectativas das crianças e dos professores e os incentivos facilmente acessíveis[14] que podem ser utilizados para motivar as crianças a adotar comportamentos saudáveis.

Reforçar o valor do dentista

Gazda definiu sete comportamentos não verbais que estão relacionados com o reforço dos valores e das atitudes das crianças: (1) mantém o contacto visual durante a maior parte da interação, (2) fala moderadamente, (3) parece descontraído e à vontade consigo próprio, (4) encara as crianças, (5) postura aberta, (6) inclina-se para as crianças e (7) a expressão facial é congruente com as emoções das crianças. De acordo com Mehrabian, a expressão facial tem o maior impacto no gosto total, seguida do tom de voz ou da expressão vocal e, por último, das palavras. Tendo em conta os factores acima referidos, o professor da escola pode inculcar nas crianças uma atitude positiva em relação à saúde oral.

Empatia

A empatia implica mostrar às crianças que o professor compreende, tanto a nível cognitivo como emocional, a sua ansiedade, dúvidas e receios.

Expectativas das crianças e dos professores

Uma variável muito importante na motivação é o papel das crianças e do professor

expectativas. Para que as crianças tenham um elevado grau de motivação, a confiança no professor é

vital.

Incentivos facilmente acessíveis

Um princípio subjacente à motivação diz respeito à utilização do reforço positivo pelos professores para aumentar os comportamentos adequados específicos das crianças. O reforço refere-se à apresentação de um reforçador positivo imediatamente após o comportamento adequado da criança. Este evento de reforço aumenta a probabilidade de essa resposta ocorrer no futuro. "Estou satisfeito por ter conseguido seguir todas as recomendações. Continua com o bom trabalho". Por outras palavras, a resposta verbal do professor deve ser positiva e de grande apoio ao comportamento adequado da criança. Ao lidar com crianças, manipuláveis e tangíveis como escova de dentes, pasta de dentes, balões, pequenos objectos de brinquedo e outros objectos indutivos podem ser utilizados para tornar a visita ao dentista uma experiência positiva.

Características da procura

As características da procura referem-se à capacidade de resposta de um indivíduo ao que se espera dele e à direção em que a mudança deve ocorrer. A partir desta antecipação, a mudança de comportamento pode ocorrer na direção desejada, a fim de satisfazer os requisitos da situação. De um modo geral, as exigências colocadas às crianças devem ser muito moderadas e situar-se dentro dos limites do sucesso possível. O princípio de passar das exigências fáceis para as mais difíceis ou complexas deve ser praticado. Assim, os cinco princípios acima referidos de reforço do valor, empatia, expectativas do paciente, incentivos facilmente acessíveis e características da exigência podem ser utilizados a nível escolar para aumentar a atitude e a motivação das crianças.

Ao esforçar-se por prestar cuidados de saúde óptimos às crianças, as mudanças comportamentais relacionadas com a saúde e a motivação podem ser conseguidas através de várias técnicas. Estas técnicas são ilustradas através das seguintes teorias, que são muito eficazes no domínio da saúde oral, para aumentar a motivação para mudanças de comportamento[12] .

Teoria da auto-eficácia

Esta teoria oferece uma explicação de como a auto-confiança é um determinante do comportamento de saúde oral e um preditor exato do estado de saúde oral. Se as crianças forem levadas a visualizar o resultado das suas técnicas de autocuidado, então podem ser alcançados resultados mais favoráveis. O agente revelador de placa bacteriana também é um meio poderoso de aumentar a auto-eficácia porque torna o resultado visível, o que também pode ser facilmente utilizado nas salas de aula.

Teoria do Locus de Controlo (LOC)

A Teoria LOC categoriza a perceção das pessoas sobre o quanto as suas acções influenciam um resultado de saúde. Se as crianças receberem provas de que o seu comportamento alterado e modificado e a sua atitude positiva em relação à saúde oral as beneficiarão, irão certamente cumprir os valores dos cuidados de saúde oral. Podem ser dados feedbacks que apoiem a auto-eficácia para motivar as crianças, encorajando um sentido de responsabilidade pela sua saúde oral.

Teoria da Ação Fundamentada

Esta teoria propõe que a atitude e a intenção de uma criança de mudar de comportamento são influenciadas pela perceção dos riscos, dos benefícios e dos possíveis resultados (crenças comportamentais), bem como pelas crenças normativas que resultam das expectativas e da persuasão de outras pessoas significativas e de grupos sociais. Do mesmo modo, as crianças que compreendem que a escovagem diária dos dentes reduzirá as cáries terão mais probabilidades de escovar os dentes diariamente do que ocasionalmente. Este facto é vantajoso em termos de cuidados de saúde oral, desde que os comportamentos recomendados coincidam com as práticas do grupo.

Modelo de Crenças sobre Saúde

A HBM descreve como a mudança de comportamento depende da perceção da ameaça de um problema de saúde, como a cárie dentária. De acordo com esta teoria, as crianças devem ser levadas a acreditar que estão em risco de perda de dentes e de dor intensa e que as intervenções recomendadas ajudarão a prevenir a perda de dentes.

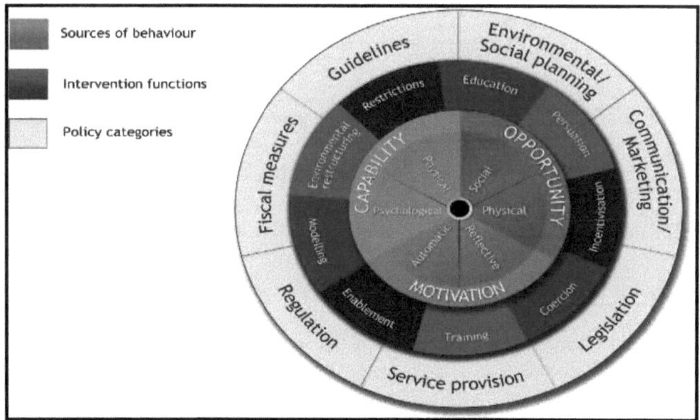

Quanto mais fortes forem estas crenças, maior será a probabilidade de as crianças as cumprirem. Inclui educar as crianças relativamente às consequências de não modificarem os comportamentos, explicar os benefícios do novo comportamento, oferecer garantias e corrigir informações erradas para contrariar as barreiras percebidas, explicar como, onde e quando agir e fornecer feedback verbal sobre os seus esforços para aumentar a auto-eficácia. Este acoplamento, em combinação com as teorias anteriormente discutidas, tem potencial para encorajar as crianças a adotar uma rotina saudável de autocuidado oral.

Modelo Transteórico (TTM)

O TTM descreve como a mudança é um processo gradual não linear ao longo de um continuum que pode ser interrompido por recaídas em velhos hábitos. As fases do TTM são definidas por várias atitudes, crenças e acções caracterizadas por determinados motivos e incluem as seguintes fases previsíveis de mudança: Pré-contemplação, Contemplação, Preparação, Ação, Manutenção e Recaída, os prós e os contras da mudança de comportamento são ponderados. Se os prós superarem os contras, a criança passará à fase seguinte.

Iniciativa Global de Saúde Escolar

Com base nos princípios orientadores da Carta de Otava para a promoção da saúde e nas recomendações do Comité de Peritos da OMS para a Educação e a Promoção da Saúde Escolar, foi lançada em 1995 a Iniciativa Mundial da OMS para a Saúde Escolar. A iniciativa tem por objetivo fomentar as Escolas Promotoras de Saúde (EPS); estas são as escolas que reforçam constantemente a sua capacidade como um ambiente saudável para viver, aprender e trabalhar. Procura mobilizar e reforçar a educação e a promoção da saúde através das escolas para melhorar a saúde dos alunos, do pessoal escolar, das famílias e das comunidades. A iniciativa inclui 4 estratégias-chave, nomeadamente, a criação de capacidades para defender a melhoria dos programas de saúde oral escolar; a criação de redes e alianças para o desenvolvimento das EPS, o reforço das capacidades nacionais e a investigação para melhorar a eficácia dos programas de saúde escolar. A iniciativa ajuda os países a desenvolver estratégias e colaboração entre as agências de saúde e educação, bem como programas para melhorar a saúde através das escolas. Foram criadas redes globais, regionais e locais para permitir a partilha das suas experiências e, desde 1995, a OMS publicou numerosos relatórios técnicos para ajudar as escolas a tornarem-se SPE[15]

De acordo com os Centros de Controlo e Prevenção de Doenças (CDC), Divisão de Saúde Escolar e do Adolescente, "As escolas não podem - e não se deve esperar que o façam - resolver os problemas sociais e de saúde mais graves da nação. As famílias, os profissionais de saúde, os meios de comunicação social, as organizações religiosas, as organizações comunitárias que servem os jovens e os jovens devem ser sistematicamente envolvidos. No entanto, as escolas proporcionam um espaço fundamental no qual muitas agências podem trabalhar em conjunto para manter o bem-estar dos jovens[16]

O CDC desenvolveu um modelo baseado em investigação para um Programa de Saúde Escolar Coordenado (CSHP). Um CSHP é um conjunto planeado e organizado de programas, políticas e serviços relacionados com a saúde, coordenados para satisfazer as necessidades de saúde e segurança dos alunos do ensino básico e secundário, tanto ao nível do distrito escolar como ao nível de cada escola[16] . O modelo CSHP tem oito componentes que influenciam a saúde e a aprendizagem.

Health Education
Physical Education
Health Services
Nutrition Services
Counseling, Psychological, & Social Services
Healthy School Environment
Health Promotion for Staff
Family/ Community Involvement

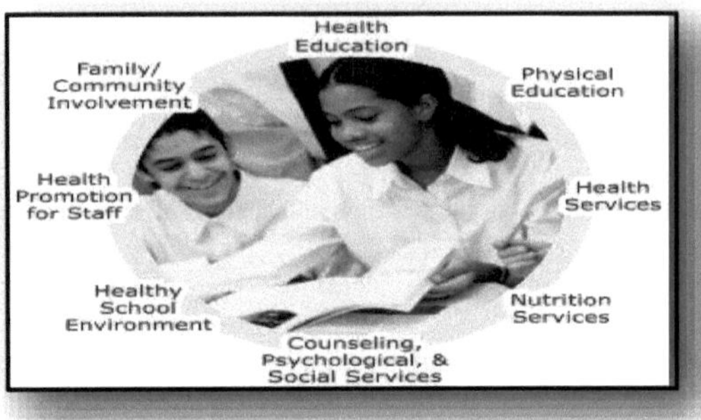

Segue-se a descrição de cada componente pelo CDC.

Educação para a saúde: Um currículo planeado, sequencial, para o ensino básico e secundário que aborda as dimensões física, mental, emocional e social da saúde. O currículo é concebido para motivar e ajudar os alunos a manter e melhorar a sua saúde, prevenir doenças e reduzir comportamentos de risco relacionados com a saúde. Permite aos alunos desenvolver e demonstrar conhecimentos, atitudes, aptidões e práticas cada vez mais sofisticados no domínio da saúde. O currículo abrangente de educação para a saúde inclui uma variedade de tópicos, tais como saúde pessoal, saúde familiar, saúde comunitária, saúde do consumidor, saúde ambiental, educação sexual, saúde mental e emocional, prevenção e segurança de lesões, nutrição, prevenção e controlo de doenças e uso e abuso de substâncias. Professores qualificados e com formação ministram educação para a saúde.

Educação Física: Um currículo planeado e sequencial para o ensino básico e secundário que fornece conteúdos cognitivos e experiências de aprendizagem numa variedade de áreas de atividade, tais como competências básicas de movimento; aptidão física; ritmos e dança; jogos; desportos de equipa, duplos e individuais; tumbling e ginástica; e hidroginástica. Uma educação física de qualidade deve promover, através de uma variedade de actividades físicas planeadas, o desenvolvimento físico, mental, emocional e social ótimo de cada aluno, e deve promover actividades e desportos de que todos os alunos gostem e que possam praticar ao longo da vida. A atividade física é ensinada por professores qualificados e formados.

***Serviços de saúde*:** Serviços prestados aos estudantes para avaliar, proteger e promover a saúde. Estes serviços destinam-se a assegurar o acesso ou o encaminhamento para os serviços de cuidados de saúde primários ou ambos, a promover a utilização adequada dos serviços de cuidados de saúde primários, a prevenir e controlar as doenças transmissíveis e outros problemas de saúde, a prestar cuidados de emergência em caso de doença ou lesão, a promover e a proporcionar condições sanitárias óptimas para um estabelecimento escolar e um ambiente escolar seguros e a proporcionar oportunidades de educação e aconselhamento para promover e manter a saúde individual, familiar e comunitária. Estes serviços são prestados por profissionais qualificados, tais como médicos, enfermeiros, dentistas, educadores no domínio da saúde e outros profissionais de saúde.

Serviços de nutrição: Acesso a uma variedade de refeições nutritivas e apelativas que satisfazem as necessidades de saúde e nutrição de todos os alunos. Os programas de nutrição escolar reflectem as Directrizes Dietéticas dos EUA para os Americanos e outros critérios para alcançar a integridade nutricional. Os serviços de nutrição escolar oferecem aos alunos um laboratório de aprendizagem para a educação sobre nutrição e saúde na sala de aula e servem de recurso para ligações a serviços comunitários relacionados com a nutrição. Estes serviços são prestados por profissionais qualificados de nutrição infantil.

Serviços de aconselhamento, psicológicos e sociais: Serviços prestados para melhorar a saúde mental, emocional e social dos alunos. Estes serviços incluem avaliações individuais e de grupo, intervenções e encaminhamentos. A avaliação organizacional e as competências de consulta dos conselheiros e psicólogos contribuem não só para a saúde dos alunos, mas também para a saúde do ambiente escolar. Profissionais como conselheiros escolares certificados, psicólogos e assistentes sociais prestam estes serviços.

Ambiente escolar saudável: O ambiente físico e estético, o clima psicossocial e a cultura da escola. Os factores que influenciam o ambiente físico incluem o edifício escolar e a área que o rodeia, quaisquer agentes biológicos ou químicos prejudiciais à saúde e condições físicas como a temperatura, o ruído e a iluminação. O ambiente psicológico inclui as condições físicas, emocionais e sociais que afectam o bem-estar dos alunos e do pessoal.

Promoção da saúde do pessoal: Oportunidades para o pessoal escolar melhorar o seu estado de saúde através de actividades como avaliações de saúde, educação para a saúde e actividades de fitness relacionadas com a saúde. Estas oportunidades incentivam o pessoal escolar a adotar um estilo de vida saudável que contribui para melhorar o seu estado de saúde, melhorar o seu moral e aumentar o seu empenho pessoal no programa de saúde coordenado da escola. Este empenhamento pessoal traduz-se frequentemente num maior empenhamento na saúde dos alunos e cria um modelo positivo. As actividades de promoção da saúde melhoraram a produtividade, diminuíram o absentismo e reduziram os custos dos seguros de saúde.

Envolvimento da família/comunidade: Uma abordagem integrada da escola, dos pais e da comunidade para melhorar a saúde e o bem-estar dos alunos. Os conselhos consultivos de saúde escolar, as coligações e os círculos eleitorais de base alargada para a saúde escolar podem criar apoio para os esforços do programa de saúde escolar. As escolas solicitam ativamente o envolvimento dos pais e envolvem os recursos e serviços da comunidade para responder mais eficazmente às necessidades dos alunos relacionadas com a saúde.

Integração da saúde oral no modelo do programa coordenado de saúde escolar

O modelo CSHP destaca a importância de incluir todos os oito componentes para ter um impacto total nos comportamentos de saúde dos alunos. Uma abordagem estratégica para melhorar a saúde bucal das crianças em idade escolar é garantir que a saúde bucal seja integrada em cada um dos oito componentes do modelo CSHP como. Os CSHP podem fornecer às crianças e adolescentes os conhecimentos, as competências, o apoio social e o reforço ambiental necessários para adoptarem comportamentos a longo prazo para uma saúde oral óptima[16] .

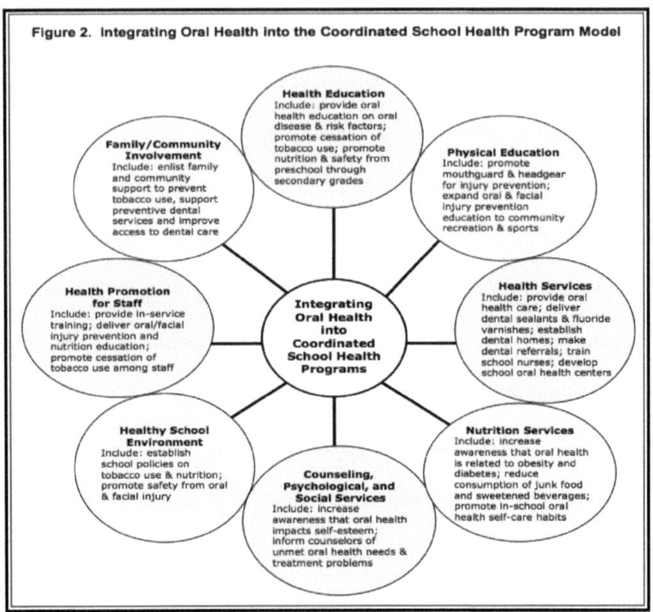

Figure 2. Integrating Oral Health into the Coordinated School Health Program Model

Considera-se que as escolas são o ambiente mais adequado para fornecer informações sobre saúde às crianças, de modo a atingir o objetivo do programa de educação para a saúde. Uma vez que as crianças na escola são relativamente acessíveis e já se encontram num ambiente de aprendizagem, os programas de educação para a saúde dentária nesses contextos são os mais eficazes[10]

O *Serviço de Medicina Dentária Escolar (SDS)* cumpre a obrigação legal do HSE de prestar os seguintes serviços às crianças em idade escolar:

(a) Um serviço de rastreio de saúde dentária,

(b) Um serviço de tratamento dentário preventivo, e

(c) Um serviço de tratamento dentário de cuidados primários no que respeita a defeitos detectados durante um exame de rastreio efectuado nos termos do n.º

Regulamentos sobre saúde (serviços dentários para crianças), 2000

O SDS é um serviço estruturado que, todos os anos, visa crianças de turmas específicas do ensino primário para rastreio/avaliação e tratamento dentário. Não existe um acordo a nível nacional sobre quais as classes que devem ser visadas, o que levou a uma variação considerável em todo o país no que respeita às classes visadas. Na maioria das áreas, a escolha da classe-alvo é influenciada pela altura em que surgem os primeiros e segundos dentes molares permanentes, e a combinação mais comum de classes primárias visadas é a 1ª ou 2ª classe e a 6ª classe (correspondendo aos 7 ou 8 e 12 anos de idade, respetivamente).[17] Está repetidamente provado que as escolas podem constituir uma plataforma ideal para a promoção da saúde oral. A nível mundial, cerca de 80% das crianças frequentam escolas primárias e 60% completam pelo menos quatro anos de escolaridade, com grandes variações entre países e géneros. As crianças passam um período considerável da sua vida na escola, desde a infância até à adolescência. Podem ser bem nutridas no que respeita à sua saúde geral e oral e o ditado "apanhá-las jovens" pode muito bem ser posto em prática. Igualmente importante é o reforço da mensagem sobre saúde, que pode ser implementado e executado durante os anos escolares das crianças. A orientação adequada pode ajudar no desenvolvimento de crenças e atitudes correctas em relação à saúde oral. As escolas podem proporcionar um ambiente favorável à promoção da saúde oral e podem também ser extremamente úteis na divulgação da mensagem correcta à comunidade local. O pessoal escolar e as crianças da escola podem transmitir as mensagens de promoção da saúde oral aos membros da família, o que pode ser benéfico nas actividades de promoção da saúde. A escola é um local de aprendizagem para as crianças e é, de facto, um microcosmos da comunidade em geral. As escolas são o cenário ideal para integrar instruções sobre saúde oral no currículo. Na idade escolar, as crianças estão receptivas à orientação e familiarizadas com o ambiente e a cultura de aprendizagem. Os professores das escolas podem influenciar eficazmente os conhecimentos, as atitudes e as práticas dos alunos em matéria de saúde oral e podem provocar mudanças de comportamento. É muito importante direcionar a educação para a saúde oral para as crianças, uma vez que o estilo de vida e as práticas de higiene, uma vez estabelecidos numa idade precoce, podem contribuir muito para que passem o resto da vida de uma forma saudável. As crianças devem ser capacitadas para assumir o controlo da sua própria saúde numa fase precoce das suas vidas e encorajadas a desenvolver uma atitude positiva em relação às medidas preventivas[2] .

Os programas educativos de saúde oral implementados através das escolas têm a vantagem adicional de transmitir instruções preventivas primordiais e primárias a todas as crianças de todos os estatutos socioeconómicos. Numa análise da eficácia dos programas educativos em matéria de saúde dentária nas escolas, a Flanders RA observou que as escolas podem proporcionar a educação em matéria de saúde dentária mais eficaz e a longo prazo, uma vez que oferecem comunicação durante muitos anos.

Importância das escolas na promoção da saúde oral

- Os anos escolares abrangem um período que vai desde a infância até à adolescência. Esta fase é importante para influenciar o desenvolvimento de comportamentos, crenças e atitudes sustentáveis relacionados com a saúde oral.
- As mensagens podem ser reforçadas regularmente ao longo dos anos escolares, para que tomem decisões de saúde e adoptem um estilo de vida saudável.
- O fornecimento de água potável e de instalações sanitárias é essencial para as actividades de escovagem dos dentes nas escolas, uma vez que as escolas podem proporcionar um ambiente favorável à promoção da saúde oral.
- As políticas e práticas escolares em matéria de alimentação saudável, como a ingestão de açúcar, promovem comportamentos alimentares saudáveis.
- A escola pode ser o único local onde as crianças com elevado risco de doença dentária têm acesso a serviços de saúde oral.

Stoll, em 1960, descreveu os objectivos de um programa escolar de educação para a saúde dentária. São eles

1. Ajudar a criança a compreender a importância de uma dentição completa.
2. Mostrar a relação entre a saúde dentária e a saúde geral.
3. Incentivar boas práticas de higiene oral, evitando traumatismos nos dentes e hábitos prejudiciais ao crescimento e desenvolvimento dos dentes e gengivas.
4. Incentivar a criança a procurar e a aceitar um tratamento periódico regular, incluindo a correção de defeitos sanáveis e medidas de prevenção e proteção.
5. Solicitar a cooperação dos pais nos seus esforços para obter cuidados dentários adequados.

6. Fornecer informações autênticas sobre a alimentação e a nutrição para uma saúde geral óptima, com uma referência específica à saúde dentária.

7. Proporcionar experiências de aprendizagem com o objetivo de influenciar os conhecimentos, as atitudes e o comportamento em matéria de saúde dentária.

8. Instruir as crianças para que possam conservar e melhorar a saúde dentária através de conhecimentos bem fundamentados e baseados na motivação.

9. Melhorar a saúde dentária do indivíduo e, deste modo, proporcionar uma melhor saúde dentária e, deste modo, proporcionar uma melhor saúde dentária a esta e às futuras gerações[1] .

Assim, a educação para a saúde oral na escola deve não só modificar os conhecimentos das crianças em matéria de saúde oral e, consequentemente, alterar o seu comportamento neste domínio, mas também sensibilizá-las para as causas das doenças orais e para as medidas preventivas actuais para as evitar. As crianças transmitem a mensagem de comportamentos orais saudáveis e o seu impacto na saúde geral e na saúde oral aos seus familiares e à sociedade. Os programas de educação escolar devem permitir que as crianças tomem decisões positivas sobre a saúde oral relativamente aos seus próprios filhos no futuro ou mesmo à sua comunidade.

Exemplos de programas e actividades de saúde oral utilizados com crianças em idade escolar

Idade (anos)	**Tópicos de saúde oral**	**Materiais e ajudas visuais**	**Definições**
0-2.5	Informação aos pais	Livros ilustrados,	Centros de dia,

	sobre saúde oral, dentição, escovagem de dentes, amamentação, chupetas/garrafas, nutrição, cáries, traumatismos, medicamentos	cartazes, diapositivos, vídeos, modelos, alimentos	biblioteca do grupo de mães
2.5-5	O mesmo que acima	Folhetos, modelos, folhas para desenhar e colorir, espectáculos de marionetas, canções, jogos de papéis	Clínicas dentárias Reunião de jogo nas clínicas
6	Dentes de 6 anos, nutrição, pirâmide alimentar, higiene oral, forma e função dos diferentes dentes	Livros ilustrados, diapositivos, vídeos, teatro de fantoches, modelos, jogos de pesca, comida, quebra-cabeças, puzzles, folhas de	Sala de aula

		desenho	
7-9	Dentições, função e estrutura dos dentes, processo de cárie, consciência corporal/oral, higiene, traumatismo	Diapositivos, vídeos, jogos de pesca, alimentos, folheto sobre nutrição, modelos	Sala de aula
10-12	Corpo, nutrição, açúcar oculto e tipos de doces, processo de cárie, placa dentária, bactérias, registo de cáries, auto-exame	Diapositivos, vídeos, projecções, livros ilustrados, jogos de papéis, cultivo de bactérias, fichas de trabalho, receitas, modelos	Sala de aula
13-15	Saúde e bem-estar e saúde oral em geral, estrutura do dente e dos seus tecidos de suporte, cáries iniciais e higiene oral, cáries aaproximadas, estilo de vida saudável,	Diapositivos, vídeos, projecções, folhetos, radiografias, artigos de jornal, fichas de trabalho, música, nutrição, fio dental,	Sala de aula Colaboração com a enfermeira de saúde e os professores

	tabaco e nutrição, bebidas doces, açúcar oculto	programas informáticos, estatísticas	
16-17	Gengivite, periodontite, mudança para os cuidados de saúde dentária dos adultos	Diapositivos, vídeos, folhetos, artigos de jornal, qualidade de vida, programa informático	Sala de aula, Clínicas dentárias

Ramandeep Singh Gambhir, ˒ Ramandeep Kaur Sohi, Tarun Nanda, Gurjashan Singh Sawhney e Saniya Setia em dezembro de 2013 fizeram uma revisão sistemáticapara determinar o impacto dos programas escolares de educação para a saúde dentária realizados em várias partes da Índia. A partir da literatura disponível relativa a intervenções de saúde oral publicada entre 1992 e 2012, seleccionaram dez artigos. A sua revisão concluiu que houve uma melhoria significativa na higiene oral das crianças em idade escolar após a transmissão de educação para a saúde dentária. Os princípios de educação para a saúde utilizados em várias intervenções em todos os estudos variaram consideravelmente, desde o simples fornecimento de informações até à utilização de estratégias avançadas, como cartazes, recursos audiovisuais e outros materiais didácticos para apoiar as actividades de DHE. Um programa de saúde oral escolar bem sucedido também depende da resposta dos professores, que podem ser formados para influenciar e supervisionar a modificação do comportamento das crianças. Verificaram também que havia um menor nível de consciencialização nas crianças provenientes de famílias com baixos rendimentos. Por conseguinte, os programas de educação dentária escolar devem centrar-se mais na população do nordeste da Índia.

Programa de formação de professores

Estudos efectuados pela Associação Dentária Indiana concluíram que as doenças dentárias têm vindo a aumentar, tanto em termos de prevalência como de gravidade, nas últimas décadas. Existe, por conseguinte, uma necessidade urgente de prevenção através da educação primária. O desafio consiste em disponibilizar e pôr em prática a informação sobre educação para a saúde oral em todos os lares/famílias e comunidades.

Proporcionar educação sobre saúde oral nas escolas ajuda as crianças a desenvolver competências pessoais, fornece conhecimentos sobre saúde oral e promove atitudes positivas e comportamentos saudáveis. A educação para a saúde oral pode ser ensinada como uma disciplina específica ou como parte de outras disciplinas, subjacentes às determinantes físicas, psicológicas, culturais e sociais da saúde oral. As questões de saúde oral podem ser integradas de forma eficaz no currículo. A formação adequada dos professores e dos educadores de pares é fundamental para a transmissão da educação para a saúde oral.

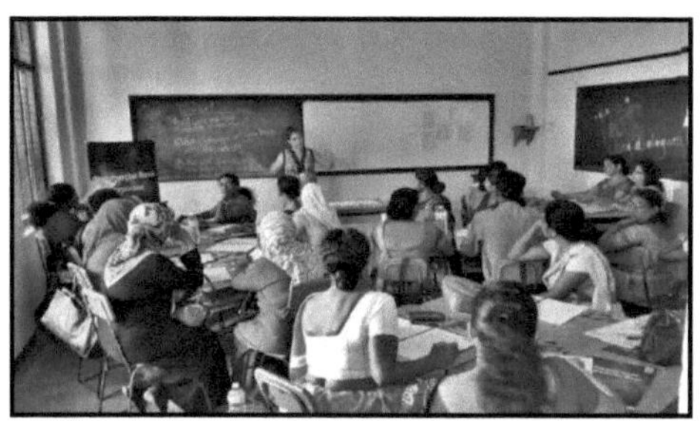

É importante e essencial que a escola disponha de instalações que promovam a saúde, tais como salas de aula, gabinetes, salas de pessoal e cantinas bem concebidas, de modo a permitir o relaxamento, o exercício e os serviços de apoio. A saúde oral deve ser parte integrante destas iniciativas. Um programa de saúde oral bem concebido, que responda às suas necessidades, deve ser fornecido regularmente ao pessoal como parte do desenvolvimento em serviço. O pessoal escolar deve receber formação para adquirir competências e manter estilos de vida saudáveis e para integrar os seus conhecimentos e competências no seu ensino[15] . Os professores têm aqui um papel importante na promoção/melhoria da saúde oral de milhões de crianças em idade escolar, comunicando informações e transmitindo educação para a saúde oral, porque as crianças obedecem aos professores.

Tópicos de saúde oral que podem ser integrados noutras áreas disciplinares do currículo escolar[15]

Temas	**Tópicos/Actividades de saúde relacionados**
Ciência	

• Biologia	O corpo, a boca e os dentes: higiene corporal e oral
• Química	Doença da boca
• Ciência alimentar	Alimentação, boca e dentes
• Nutrição	Nutrição e escolha de alimentos
Sociologia	
• Ciências Humanas	Saúde oral e sistema de saúde, Equipa dentária e custo do tratamento dentário
• Desenvolvimento pessoal e estilo de vida	Estilo de vida e saúde oral: Relacionamento interpessoal Realização de investigação e inquérito simples sobre saúde oral: Na sala de aula ou na escola.
Matemática	Contar o número de dentes, relógio de açúcar Registo do crescimento e desenvolvimento, incluindo a erupção dentária
Língua	Escrever histórias , Poesia sobre saúde oral
Informática e estudos informáticos	Pesquisa de informação sobre saúde oral, Apresentação de resultados
Artes e ofícios	Conceção de recursos visuais, Desenho e pintura, Exposições na escola e na comunidade
Música e teatro	Jogo de papéis, canções sobre saúde oral

Tradicionalmente, a educação para a saúde oral (EOA) nas escolas tem sido largamente ministrada por dentistas ou higienistas dentários. De acordo com Kenney, um administrador escolar, "a escola tem uma enorme capacidade para apoiar programas que envolvam saúde preventiva e medicina dentária preventiva para crianças". Tradicionalmente, os professores do ensino básico têm desempenhado um papel na educação das crianças sobre como prevenir doenças orais e promover a saúde oral. Normalmente, os professores estão envolvidos em actividades adicionais, tais como dar apoio e/ou participar ativamente em vários programas de prevenção primária baseados na escola. Por conseguinte, quem mais além dos professores, que passam uma quantidade considerável de tempo com as crianças, deve ser influenciado para inculcar conhecimentos sólidos e práticas ideais entre as mentes jovens? Além disso, em qualquer programa de saúde dentária escolar, são os professores que são os receptores passivos das palestras dadas pelo dentista visitante. É a eles que é confiado o papel de realizar secularmente vários serviços preventivos e de assegurar a saúde oral a longo prazo. Os professores das escolas devem realizar uma educação em saúde oral para administrar serviços preventivos.

As vantagens da utilização do pessoal escolar são a possibilidade de melhorar a continuidade do ensino e reduzir o custo do serviço. Assim, o aumento dos conhecimentos sobre saúde oral dos professores das escolas proporciona uma oportunidade para educar um segmento importante do público que tem acesso a uma grande população de jovens. Os professores têm o potencial único de preparar uma futura geração de consumidores de cuidados de saúde e decisores corretamente informados[18] .

Há casos em que a utilização de professores para transmitir e reforçar as mensagens de saúde pública foi considerada viável e eficaz[19] . A formação pode ser baseada num conjunto escrito de objectivos de aprendizagem e actividades para os professores. A formação pode ser ministrada através de uma demonstração ao vivo de uma sessão de EOE efectuada pelo dentista. Deve incluir uma breve descrição da importância da saúde oral e dos objectivos da sessão de EOA, uma cobertura completa dos conteúdos da EOA de uma forma sequencial, a utilização adequada de cartazes, a utilização de linguagem leiga, a garantia de uma participação ativa e a valorização de um comportamento positivo, a conclusão atempada da sessão, permitindo tempo para perguntas.

Assim, o programa de formação pode ser realizado para os professores das escolas através do sítio[2] :

1) Apresentação de diapositivos

2) Filme sobre saúde oral

3) Demonstração

4) Sessões de debate aberto

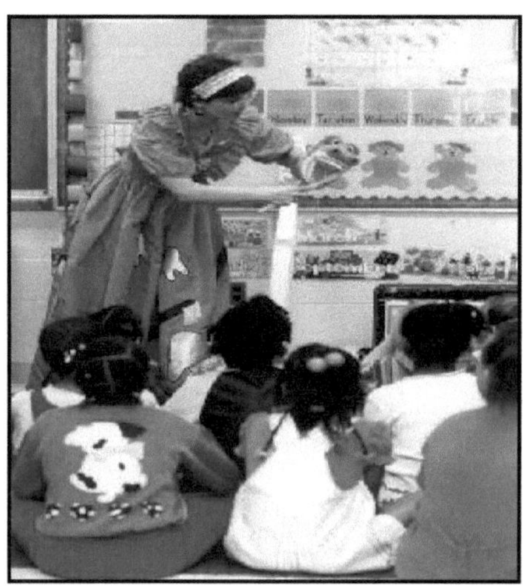

Educação para a saúde oral pelos professores

O currículo do programa inclui palestras, apresentação de diapositivos, demonstração de técnicas correctas de escovagem, sessões interactivas e distribuição de folhetos informativos. As estratégias de ensino e aprendizagem para a educação em saúde oral são: professores, histórias, instruções programadas, instrução assistida por computador, seminários de trabalho de grupo, ensino entre pares (alunos mais velhos para alunos mais novos), simpósios, etc. Os estudos demonstraram que, entre os vários métodos utilizados para um conhecimento efetivo da saúde oral nas escolas, o método informático é mais eficaz do que a palestra sobre saúde, os panfletos e o método de exposição[1] .

Durante esta formação, os professores devem ser explicados sobre a importância da saúde oral, a sua relação com a saúde geral e a forma como podem integrar instruções de saúde oral na sua prática quotidiana. Também são aconselhados sobre o seu papel na prevenção de problemas oro-dentários das crianças em idade escolar[2] . Podem ser concebidos vários materiais educativos em ambas as línguas locais, incluindo cartazes sobre doenças oro-dentárias em crianças, panfletos de informação sobre saúde oral para os pais e um manual de promoção da saúde oral para os professores. Os cartazes podem ser concebidos em inglês e hindi para serem afixados nos quadros de avisos da escola, a fim de reforçar as instruções de saúde oral entre as crianças da escola. Os cartazes contêm informações sobre placa bacteriana, cáries dentárias, cáries do biberão e má oclusão, juntamente com uma fotografia de uma criança em idade escolar, para que as crianças possam relacionar-se com o conteúdo do cartaz[2] .

Para tornar a educação para a saúde mais motivadora e apelativa, podem ser fornecidos materiais educativos que incluem um Manual do Professor para o professor, um Livro de Registo de Cuidados Orais dos Alunos, um DVD de banda desenhada e um livro de imagens em linha adequado à idade de cada criança. As crianças são encorajadas a ver a história de banda desenhada e a seguir as instruções do DVD para participar na atividade. Os professores devem distribuir folhetos de educação para a saúde oral às crianças, dando-lhes a possibilidade de levarem os folhetos para casa e partilharem os seus conhecimentos e competências com os seus familiares

No final da sessão de formação, os professores devem educar as crianças sobre a saúde oral, pelo menos uma vez por mês, juntamente com outras actividades gerais relacionadas com a saúde que são realizadas na escola. **Devem** ensinar os aspectos práticos da anatomia de um dente (por exemplo, o esmalte é insensível, enquanto a dentina e o cemento são sensíveis), o número de dentes decíduos e permanentes e a idade aproximada de erupção dos molares permanentes, a história natural da cárie dentária, da gengivite crónica e da periodontite, incluindo os seus sinais e sintomas importantes. As crianças devem ser ensinadas sobre a cárie dentária, as suas medidas preventivas, incluindo a redução da quantidade e frequência de alimentos açucarados, o consumo de alimentos protectores, por exemplo, queijo e amendoins, como lanches, e a utilização duas vezes por dia de pasta de dentes com flúor. O objetivo (remover completamente a placa bacteriana de todas as superfícies dentárias e das áreas cervicais dos dentes para prevenir a gengivite) e o método sistemático de limpeza dos dentes foram explicados e demonstrados utilizando uma escova de dentes e um modelo de dentes[19] .

Durante a assembleia escolar, o diretor/professores da escola devem sublinhar a importância da saúde oral. Os professores de educação física e desporto devem fazer com que as crianças compreendam a utilidade de boas práticas de higiene oral. Os professores da turma devem orientar as crianças para adoptarem um comportamento alimentar saudável e desencorajá-las a trazerem doces ou comida de plástico. Devem antes ser aconselhadas a trazer Roti Dal, Subzi, frutas, etc., que são nutritivos e, ao mesmo tempo, menos cariogénicos[2] .

Quanto aos pais, têm de verificar a escovagem dos dentes das crianças, supervisionar os seus hábitos de lanche em casa e assinar o manual todos os dias. Esta caderneta assinada deve ser verificada pelos professores todos os dias. A criança pode ser motivada através da atribuição de certificados relevantes se o seu desempenho cumprir os requisitos. Existem três tipos de prémios: Prémio Auto-Cuidado para o esforço independente da criança, Prémio Amar as Crianças para o esforço suplementar dos pais na escovagem dos dentes e Prémio Dieta Inteligente para a autodisciplina da criança nos lanches. Estes prémios reforçam positivamente o bom comportamento das crianças. Mas a escassez de tempo e a pesada carga de trabalho nas escolas têm sido citadas como factores importantes que afectam negativamente a eficácia dos professores como educadores de saúde oral .

Outro recurso baseado na escola cujo potencial tem sido explorado nos programas de EOS é um par formado de crianças em idade escolar. Existe um conjunto crescente de investigação que mostra que a educação para a saúde conduzida por pares na escola é mais eficaz do que a conduzida por professores e pelo menos tão eficaz como a educação para a saúde conduzida por especialistas . No entanto, faltam provas da eficácia comparativa das três estratégias na literatura dentária[19] .

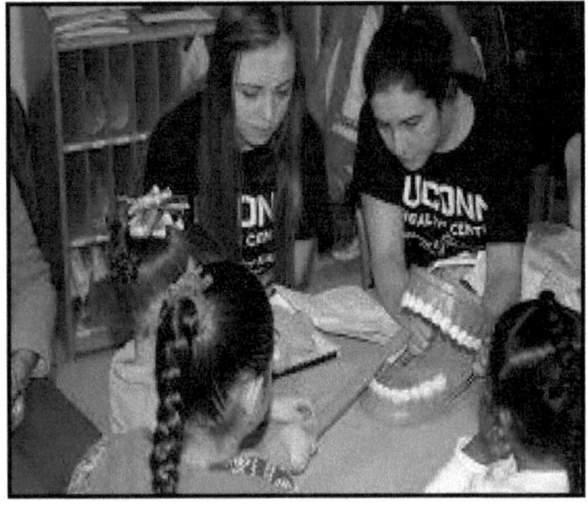

Educação para a saúde conduzida pelos pares

A educação para a saúde conduzida pelos pares tem sido defendida como um método potencialmente eficaz de fornecer educação para a saúde nas escolas. O termo educadores de pares refere-se a "estudantes que ministram programas educativos e que são da mesma idade ou ligeiramente mais velhos do que os estudantes que recebem o programa". Uma justificação para a utilização de educadores de pares relaciona-se com o modelo teórico das influências sociais baseado na teoria da aprendizagem social (Bandura 1976,86), na inoculação social (McGuire 1964) e nas normas sociais (Barric, 1977). Estas teorias relacionam-se com a observação de que os amigos procuram os conselhos dos amigos e são também influenciados pelas expectativas, atitudes e comportamentos do grupo a que pertencem (Lindsey, 1997). Como técnica educativa, não é nova: o sistema de monitoria foi utilizado no século XIX como um método barato de dar educação aos alunos nas escolas primárias francesas e inglesas (Hopkins 1979) [20] . Uma equipa de liderança interpares é um grupo de estudantes empenhados em operar mudanças positivas no seu ambiente escolar. Estes alunos dedicam-se a criar e apoiar escolas saudáveis, seguras e acolhedoras. Num programa de liderança entre pares, os alunos têm a oportunidade de desenvolver competências para poderem fazer mudanças positivas e serem mais capazes de influenciar as atitudes e comportamentos dos colegas. Os líderes de pares também desenvolvem competências que os ajudarão a escolher, implementar e dirigir projectos, actividades e iniciativas na escola.

Um programa eficaz de liderança entre pares esforça-se por fazer o seguinte

- criar um fórum que proporcione aos estudantes oportunidades para desenvolver, aperfeiçoar e praticar competências de liderança

- dar aos alunos a possibilidade de utilizarem as suas capacidades de liderança para afectarem mudanças positivas na sua escola

- investir nos futuros líderes [21]

A educação conduzida pelos pares tem sido amplamente utilizada para atingir uma variedade de objectivos educativos, como a tutoria da leitura (Devin Sheehan *et al* 1979) e os pares têm sido utilizados numa grande variedade de iniciativas relacionadas com a saúde (Vriend 1969; Davis *et al* 1977; Baldwin 1978; McCue e Afifi 1997). Os pares têm utilizado muitos e diversos métodos, incluindo a apresentação de palestras/aulas, produções teatrais, centros de recursos de apoio, linhas directas de funcionamento e aconselhamento individual (Lindsey 1997)[20].

Embora a liderança entre pares possa parecer atractiva, tem sido "frequentemente adoptada com entusiasmo acrítico e os problemas e dificuldades ignorados". (Health Education Authority). A logística da formação e da execução do programa é considerável. As escolas podem não ter um horário conveniente para reunir os líderes de pares e os alunos. Alterações no horário, como assembleias adicionais, experiência de trabalho, exame dos líderes de pares, doença e actividades extracurriculares excessivamente exuberantes impedem a plena implementação dos programas. No entanto, o estudo de Mellanby *et al* analisou 13 comparações de estudos experimentais de programas de educação para a saúde liderados por pares e liderados por adultos nas escolas e concluiu que as intervenções lideradas por pares eram igualmente ou mais eficazes do que as intervenções lideradas por adultos[20] .

As estratégias de educação para a saúde oral lideradas pelo dentista, pelo professor e pelos pares são igualmente eficazes para melhorar os conhecimentos sobre saúde oral e o estado de higiene oral dos adolescentes. No entanto, a estratégia liderada por pares é quase tão eficaz como a estratégia liderada por dentistas e comparativamente mais eficaz do que as estratégias lideradas por professores e de auto-aprendizagem na melhoria do seu comportamento em matéria de saúde oral[19] .

Programas escolares que utilizam Líderes de Pares

Estudos com crianças em idade escolar primária em áreas desfavorecidas da Alemanha e da Irlanda mostraram benefícios com a utilização de pares para ensinar as crianças mais novas sobre saúde oral. Os alunos do 4º ano conceberam um programa de instrução de escovagem de dentes para crianças do 1º ano em Colónia, Alemanha, e, no processo, aumentaram as suas próprias competências de higiene oral. Crianças de onze anos de idade numa zona desfavorecida de Belfast, na Irlanda, foram treinadas como "professores de dentes" para ensinar crianças de cinco anos de idade sobre alimentação e lanches. As crianças mais velhas começaram por realizar um programa de "factos sobre lanches" na sala de aula e depois ensinaram as crianças mais novas utilizando as suas próprias ideias, como jogos. Verificou-se uma diminuição do consumo de snacks açucarados, bem como um aumento dos conhecimentos dos professores de dentes em comparação com as crianças que frequentavam as escolas de controlo. As crianças de cinco anos das escolas em áreas socioeconómicas mais elevadas tiveram uma diminuição significativa nos resultados dos lanches em comparação com as crianças que frequentam escolas em áreas socioeconómicas mais baixas, indicando que as escolhas alimentares da família estão entre os determinantes mais importantes dos lanches em crianças pequenas[22] .

O *Programa Campus Sorrisos Brilhantes* é um programa de promoção da saúde oral baseado na escola para alunos do ensino primário. Foi lançado recentemente em 2009-10. Tem por objetivo capacitar os alunos para melhorarem a limpeza dos seus dentes. O seu objetivo é aumentar a percentagem de crianças com dentes mais limpos, ou seja, menos superfícies dentárias com presença de placa bacteriana. O programa é implementado através das escolas participantes. As escolas nomeiam alunos do último ano para serem formados como Embaixadores Sorrisos Brilhantes. É dado um workshop de formação de liderança de meio dia para equipar os Embaixadores com competências de apresentação e técnicas básicas de cuidados orais. Estes Embaixadores promovem a Atividade *I WILL BRUSH* junto dos alunos mais novos da escola para os incentivar a escovar os dentes cuidadosamente por sua própria iniciativa. Todas as semanas, inspeccionam o registo de escovagem dos colegas e colam os autocolantes de prémio na capa do Manual do Aluno daqueles que cumpriram todos os itens de escovagem de dentes exigidos na semana. No final do período de atividade, os professores recolhem todas as cadernetas e entregam os certificados de prémio de acordo com os resultados obtidos pelos alunos. Além disso, as escolas participantes nomeiam pais ou professores para participarem numa sessão de formação prévia sobre cuidados orais, para que estejam equipados para ajudar a ensinar as técnicas de limpeza dos dentes aos Embaixadores Sorrisos Brilhantes durante o seu workshop. Além disso, a escola participante organiza os Embaixadores para propor, implementar e relatar uma atividade de promoção da saúde oral na escola. O programa Campus Sorrisos Brilhantes proporciona uma plataforma interactiva de cuidados na escola, para que os alunos mais velhos construam relações amistosas com os mais novos. Motivados pelo calor e pelo amor, os alunos mais novos aprendem a limpar os dentes e a melhorar a sua saúde oral.

O Programa Teens Teeth é um programa escolar que adopta uma abordagem orientada pelos pares em

promoção da saúde oral junto dos alunos do primeiro ciclo do ensino básico desde 2005. Os seus objectivos são i) aliviar a condição de sangramento gengival e ii) promover o comportamento de utilização do fio dental entre os alunos intervencionados. A avaliação de um ano do programa de 2005-06 mostrou que tanto os líderes de pares como os alunos do primeiro ciclo registaram melhorias significativas na sua saúde gengival.

A fim de se enquadrar na Nova Estrutura Académica do Ensino Secundário, a partir de 2010, o programa é alargado a três anos para enriquecer as outras experiências de aprendizagem dos líderes de pares e dos seus colegas de escola, bem como para criar um ambiente de apoio à promoção da saúde oral nas escolas através da formação de uma "Equipa de Líderes de Pares" na escola.

No programa de três anos, dois grupos sucessivos de oito a dez alunos do último ano de cada escola intervencionada serão formados como líderes de pares. Durante as férias de verão, serão submetidos a uma série de formações de liderança graduais e a workshops sobre competências em matéria de cuidados de saúde oral. Também serão equipados com a capacidade de formar o formador para reunir os alunos interessados e formar uma equipa de líderes de pares. Esta equipa promoverá bons hábitos de cuidados orais junto dos alunos mais novos, ajudando-os a melhorar a sua autoimagem através de uma melhor saúde oral. Através destas experiências práticas, os membros da equipa serão desenvolvidos como líderes empenhados na sua escola e na comunidade. Esta experiência alargará os conhecimentos dos alunos e permitir-lhes-á compreender melhor o seu futuro.

Assim, o quadro teórico da *Educação para a Saúde Oral* baseia-se nos constructos da teoria social cognitiva, incluindo a aprendizagem vicariante, a participação ativa, o treino de competências, a auto-eficácia, o reforço e o apoio social . Estes constructos são postos em prática fazendo com que os professores e os alunos se envolvam em várias actividades de grupo, incluindo o exame dos dentes uns dos outros para deteção de placa bacteriana e cálculo dentário com palitos e a procura de cáries (aprendizagem vicariante e participação ativa), a prática e demonstração da escovagem dos dentes uns aos outros em modelos de dentes e a identificação de alimentos cariogénicos e cancerígenos (treino de competências e auto-eficácia). Os professores e os alunos são encorajados e apreciados por participarem ativamente nas actividades acima mencionadas e por uma mudança desejável no seu comportamento em matéria de saúde oral (reforço e apoio social)[19] .

Byalakere R. Chandrashekar, Shankarappa Suma, Kaverikana Kiran, e Badhravathi C. Manjunath em dezembro de 2012, realizaram um estudo-piloto prospetivo de curta duração num grupo de 116 alunos do ensino secundário em Hyderabad, Andhra Pradesh, para avaliar a viabilidade de utilizar os serviços dos professores para promover a higiene oral nos alunos do ensino secundário e comparar a eficácia da educação para a saúde dentária (DHE) oferecida pelos professores quinzenalmente com a oferecida pelos profissionais de medicina dentária em intervalos de três meses. Seis escolas secundárias foram seleccionadas aleatoriamente e divididas em três grupos de duas escolas com diferentes técnicas de intervenção: Grupo 1 - Escolas que não receberam qualquer educação para a saúde, Grupo 2 - Escolas que receberam educação para a saúde pelos seus professores numa base quinzenal, juntamente com um simples rastreio de depósitos de cálculo grosseiro, Grupo 3 - Escolas que receberam educação para a saúde por profissionais dentários em intervalos de três meses, sem qualquer rastreio. Foram registadas as pontuações de base do Índice de Higiene Oral simplificado (OHI-S) e do Índice de Placa (PI) de todos os alunos. Os professores receberam formação sobre factos de saúde dentária. O segundo exame foi efectuado seis meses após a intervenção para determinar as pontuações do OHI-S e do índice de placa. O exame foi efectuado por três dentistas formados e calibrados. Verificaram que houve uma melhoria significativa na higiene oral entre os estudantes do grupo 2, o que indicou que a educação frequente em matéria de saúde por parte dos professores traz uma mudança mais desejada no comportamento de higiene oral dos estudantes, em comparação com a educação em matéria de saúde dentária oferecida por profissionais de medicina dentária. Concluíram que em países em desenvolvimento como a Índia, onde há falta de programas de saúde dentária escolar organizados, de políticas de saúde oral, de mão de obra dentária formada e de fundos para tais programas envolvendo profissionais formados, é mais acessível formar os professores a curto prazo. A DHE pelos professores pode ser organizada frequentemente durante o horário escolar regular sem perturbar o currículo para facilitar uma mudança no comportamento de higiene oral dos alunos do ensino secundário, a idade ideal para tal mudança nas práticas de estilo de vida.

Aconselhamento dietético

A Saúde Escolar coordenada afirma que deve haver acesso a uma variedade de refeições nutritivas e apelativas que satisfaçam as necessidades de saúde e nutrição de todos os alunos. Os programas de nutrição escolar reflectem as Directrizes Dietéticas dos EUA para os Americanos e outros critérios para alcançar a integridade nutricional. Os serviços de nutrição escolar devem oferecer aos alunos um laboratório de aprendizagem para a educação nutricional e sanitária na sala de aula e servir de recurso para estabelecer ligações com serviços comunitários relacionados com a nutrição. Estes serviços devem ser prestados por profissionais qualificados em nutrição infantil. Os programas de nutrição escolar devem ensinar aos alunos melhores escolhas de alimentos para a saúde oral. Os almoços, lanches e bebidas oferecidos pelos serviços de alimentação escolar e na propriedade da escola devem ser saudáveis e reduzir o risco de doenças orais, como a cárie dentária. As campanhas que impedem a entrada de comida de plástico e outros alimentos que aumentam o risco de cárie dentária nos serviços escolares (por exemplo, a campanha "Stop the Pop") devem ser integradas[16] . Devem ser desenvolvidos programas de alimentação saudável para que as cantinas, as lojas de conveniência, os quiosques e as máquinas de venda automática nas escolas forneçam refeições nutritivas e lanches saudáveis. As crianças podem ser incentivadas a desenvolver hábitos alimentares saudáveis desde tenra idade através da educação sanitária escolar [15]

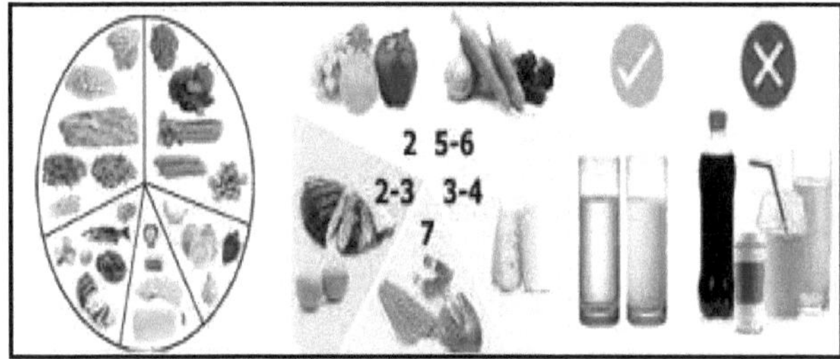

O CDC apresenta várias recomendações[16]

- Adotar uma política coordenada de nutrição escolar que promova uma alimentação saudável através de aulas e de um ambiente escolar favorável.
- Currículo para a educação nutricional: Implementar a educação nutricional desde o pré-escolar até ao ensino secundário como parte de um currículo

sequencial e abrangente de educação para a saúde escolar concebido para ajudar os alunos a adotar comportamentos alimentares saudáveis.

- Instrução para os alunos: Proporcionar educação nutricional através de actividades adequadas ao desenvolvimento, culturalmente relevantes, divertidas e participativas que envolvam estratégias de aprendizagem social.
- Integração do serviço de alimentação escolar e da educação nutricional: Coordenar o serviço de alimentação escolar com a educação nutricional e com outras componentes do programa global de saúde escolar para reforçar as mensagens sobre alimentação saudável.
- Formação do pessoal escolar: Proporcionar ao pessoal envolvido na educação nutricional uma formação adequada antes da entrada em serviço e uma formação contínua em serviço centrada no ensino de estratégias para a mudança de comportamentos.
- Envolvimento da família e da comunidade: Envolver os membros da família e a comunidade no apoio e reforço da educação nutricional.
- Avaliação do programa: Avaliar regularmente a eficácia do programa de saúde escolar na promoção de uma alimentação saudável e alterar o programa conforme apropriado para aumentar a sua eficácia.

O crescimento e o desenvolvimento ideais são os principais objectivos da nutrição pediátrica. A dieta de uma criança, definida como a combinação de alimentos consumidos e os nutrientes neles contidos, tem a profunda capacidade de influenciar a cognição, o comportamento e o desenvolvimento emocional, para além do crescimento e desenvolvimento físicos finais. Os alimentos não são apenas um veículo para o fornecimento de nutrientes; os nutrientes fornecem energia para o crescimento, servem como componentes estruturais e participam em todas as funções metabólicas do corpo. No entanto, os alimentos são mais do que apenas nutrientes: as associações sensoriais, emocionais, sociais e culturais influenciam as escolhas alimentares[24]

A Pirâmide do Guia Alimentar e as *Directrizes Dietéticas para os Americanos dos* EUA, juntamente com as Directrizes Nacionais Europeias, promovem uma dieta rica em hidratos de carbono como cereais integrais, fruta e vegetais. No entanto, os alimentos destas categorias são fontes de hidratos de carbono fermentáveis. A fruta e os produtos lácteos seleccionados, os legumes e os amidos contêm hidratos de carbono fermentáveis. As principais medidas de saúde pública para reduzir o risco de cárie, numa perspetiva nutricional, são o consumo de uma dieta equilibrada e a adesão às directrizes dietéticas e às doses de referência dietéticas[25]. As directrizes dietéticas devem basear-se na pirâmide alimentar, que foi concebida para ajudar as pessoas a fazer uma dieta equilibrada, combinando vários tipos diferentes de alimentos na quantidade correcta[17]

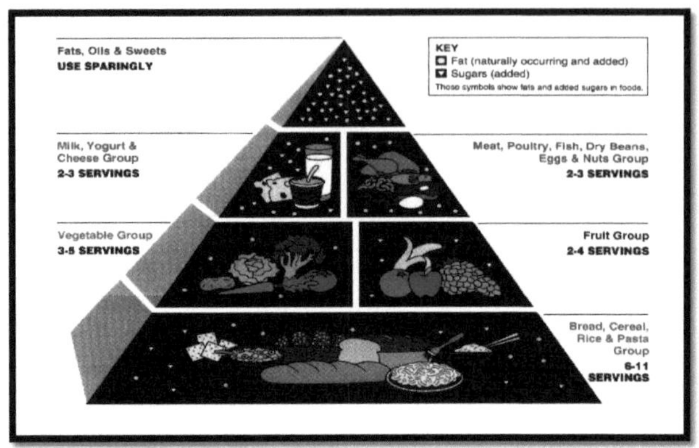

A dieta afecta a integridade dos dentes; a quantidade, o pH e a composição da saliva; e o pH da placa bacteriana. Existe uma relação dinâmica entre os açúcares e a saúde oral. A dieta fornece açúcares e outros hidratos de carbono fermentáveis, que são metabolizados em ácidos pelas bactérias da placa bacteriana que, por sua vez, baixam o pH da placa bacteriana. A ação resultante é o início da desmineralização dos dentes. O pH baixo resultante favorece o crescimento de bactérias acidogénicas e acidúricas (estreptococos mutans). Estudos confirmaram a relação direta entre a ingestão de açúcares na dieta e a cárie dentária ao longo da vida. Os açúcares são uma forma de hidratos de carbono fermentáveis. Os hidratos de carbono fermentáveis são hidratos de carbono (açúcares e amido) que começam a ser digeridos na cavidade oral através da amilase salivar. Os açúcares entram na dieta sob duas formas: os que se encontram naturalmente nos alimentos (por exemplo, fruta, mel e produtos lácteos) e os que são adicionados aos alimentos durante o processamento para alterar o sabor, o paladar ou a textura dos alimentos. Exemplos de açúcares adicionados incluem açúcar branco ou mascavado, mel, melaço, ácer, malte, xarope de milho ou xarope de milho rico em frutose, frutose e dextrose [25]

A evidência de que o consumo frequente de alimentos e bebidas contendo hidratos de carbono fermentáveis (açúcares) está associado à cárie dentária é esmagadora. A base de muitos conselhos dietéticos para a prevenção da cárie provém do estudo Vipeholm, que foi efectuado na Suécia entre 1945 e 1952. Este estudo, que seria considerado altamente antiético nos tempos modernos, foi realizado em residentes de uma instituição mental, que receberam uma dieta controlada contendo açúcares refinados, variando em quantidade, frequência, forma física e hora de consumo (ou seja, com ou entre as refeições). Este estudo experimental estabeleceu que o consumo de açúcar aumenta a atividade de cárie, e que o risco de aumento da atividade de cárie é maior se o açúcar for ingerido sob a forma de stickie, e se for ingerido entre as refeições. No entanto, a relação entre os factores dietéticos e a cárie está longe de ser simples, particularmente no ambiente atual em que a exposição ao flúor é generalizada. Uma revisão sistemática de 36 estudos, a maioria dos quais com um desenho transversal, avaliou a relação entre a ingestão de açúcar e a experiência de cárie no ambiente atual, onde a exposição ao flúor é generalizada. Os autores concluíram que a relação entre o consumo de açúcar e as cáries é muito mais fraca na era moderna de exposição ao flúor, mas acrescentaram que o controlo do consumo de açúcar é uma parte justificável da prevenção das cáries. Inquéritos transversais realizados na Irlanda identificaram uma série de indicadores relacionados com a alimentação significativamente associados a níveis mais elevados de cárie em crianças de 5, 8 e 15 anos.

Estes incluem:

- Levar um biberão para a cama
- Beber sumo de um biberão
- Desmame do biberão após os 2 anos de idade
- Consumo de snacks ou bebidas doces entre as refeições mais de duas vezes por dia [17]

O estudo Turku foi uma intervenção dietética controlada em adultos finlandeses que mostrou que a substituição quase total da sacarose na dieta por xilitol resultou numa redução de 85% das cáries dentárias num período de 2 anos.[26]

Além disso, muitos factores afectam o processo de cárie, incluindo a forma do alimento ou fluido, a duração da exposição, a composição dos nutrientes, a sequência da alimentação, o fluxo salivar, a presença de tampões e a higiene oral.[25] A cariogenecidade dos hidratos de carbono fermentáveis varia com a forma física, a composição química, a frequência de absorção, a depuração oral, a via de administração e a presença de outros constituintes alimentares[24] . Existem vários factores que afectam a cariogenecidade dos alimentos. Estes são:

Forma dos alimentos - A forma dos hidratos de carbono fermentáveis influencia diretamente a duração da exposição e a retenção dos alimentos nos dentes[24] Os alimentos ingeridos na forma líquida e não pegajosa são menos cariogénicos do que os alimentos na forma pegajosa e sólida. Isto acontece porque a retenção oral prolongada de componentes cariogénicos dos alimentos pode levar a períodos prolongados de produção de ácido e desmineralização e a períodos reduzidos de remineralização. Os hidratos de carbono que são rapidamente removidos da boca pela saliva e pela musculatura oral são menos conducentes à cárie do que aqueles que são removidos lentamente. As fontes de açúcares de longa duração, tais como rebuçados, pastilhas de mentol e chupa-chupas, têm um tempo de exposição prolongado na cavidade oral, porque os açúcares são libertados gradualmente durante o consumo[25] Estudos provaram que a glucose ou a sacarose alimentadas inteiramente por sonda gástrica ou por via intravenosa não contribuem para a cárie, porque não são segregadas na saliva para decomposição microbiana na boca[24,] indicando que o açúcar tomado na forma líquida e não pegajosa é menos cariogénico do que os alimentos tomados na forma sólida e pegajosa.

Tipo ***de alimento*** **-** Existem várias provas epidemiológicas que mostram que os alimentos básicos ricos em amido representam um baixo risco para a saúde dentária. As pessoas que consomem dietas ricas em amido e pobres em açúcares têm geralmente um baixo nível de cáries, enquanto as pessoas que consomem dietas pobres em amido e ricas em açúcares têm geralmente um alto nível de cáries. Vários estudos provam que o leite e os produtos lácteos têm uma atividade anti-cárie. A ação preventiva da cárie do queijo foi relatada em estudos experimentais, humanos e de intervenção[26] Os mecanismos propostos para explicar os efeitos anticariogénicos dos queijos são os seguintes

1) aumento do fluxo salivar e o subsequente efeito tampão, que pode neutralizar os ácidos da placa bacteriana; *2*) inibição das bactérias da placa bacteriana e o efeito dessa inibição na redução da quantidade de bactérias, reduzindo assim a produção de ácido; e *3*) ingestão de substâncias alcalinas aumentadas, cálcio, fosfato inorgânico e caseína, que diminuem a desmineralização e aumentam a remineralização.[25] O leite de vaca contém cálcio, fósforo e caseína, que inibem a cárie. Estudos epidemiológicos recentes indicaram um efeito positivo ou neutro do leite no processo de cárie.[26]

Estudos demonstraram que os polissacáridos são menos cariogénicos do que os monossacáridos. Isto deve-se ao facto de os polissacáridos com um grande peso molecular não serem facilmente fermentados em comparação com os monossacáridos que têm um peso molecular pequeno. Além disso, os polissacáridos sofrem uma heterofermentação que leva à formação de um tipo misto de ácido que não é tão cariogénico como o ácido lático que é formado pela homofermentação do monossacárido[27] Os organismos da placa produzem menos ácido a partir de álcoois de açúcar como o sorbitol e o manitol do que a partir dos açúcares correspondentes.[24]

De todos os açúcares, a sacarose é a mais cariogénica e a lactose a menos cariogénica. Isto deve-se ao facto de, para além de formar ácido lático que baixa rapidamente o pH da placa bacteriana, também formar subprodutos que promovem a iniciação da cárie. Estes incluem sacarídeos intrapolicelulares que actuam como substrato para a produção de ácido na ausência de sacarose e sacarídeos extrapolicelulares que promovem alterações na composição da matriz do biofilme (Gunnenheim1970) e aumentam a adesão de S. mutan à superfície dentária (Gibbons,1984) [27]

Níveis seguros de consumo de açúcares livres

A OMS recomendou que os países com um baixo consumo de açúcares livres não aumentem esse consumo e que os países com consumos mais elevados (> 15-20 kg/ano) tenham como objetivo reduzir os açúcares livres para menos de 10% do consumo de energia (o que equivale a menos de < 15-20 kg/ano). A OMS também recomendou que a frequência de ingestão de açúcares livres seja limitada a 4 vezes ou menos por dia, porque acima desta frequência a quantidade de açúcar consumida tende a exceder 15 kg/ano e ocorre um nível mais elevado de cáries.[26]

Frequência - A frequência de consumo parece ser um fator significativo para a cariogenicidade da dieta. Isto deve-se ao facto de o pH que é reduzido devido à fermentação ser tamponado pela saliva, neutralizando o pH. No entanto, se o alimento for ingerido novamente antes de 30-40 minutos da ingestão anterior, a saliva não consegue neutralizar o pH da placa e a desmineralização começa. Mesmo o estudo de Vipeholm sugere que, embora os hidratos de carbono (açúcar) aumentem a atividade da cárie, a frequência da ingestão, a sua forma (tendência para ficar retido na superfície do dente durante mais tempo) e o tempo de eliminação são muito mais significativos na causa da cárie do que a quantidade de hidratos de carbono ingerida. Este facto é bem ilustrado pela curva de Stephan apresentada em 1940.

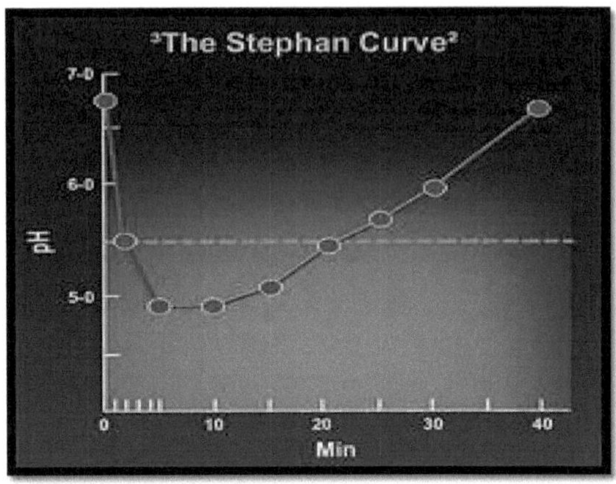

Curva de Stephan

Embora Bowen et al (88) tenham concluído que não é a frequência da ingestão em si que está relacionada com o desenvolvimento de cáries, mas sim o tempo que os açúcares estão disponíveis para os microrganismos na boca [25]

Depuração oral - As propriedades de depuração oral variam de pessoa para pessoa e dependem do metabolismo dos microrganismos, da adsorção nas superfícies orais, da degradação pela placa bacteriana e pelas enzimas salivares, do fluxo de saliva e da deglutição. O estudo mostra que quanto mais tempo os alimentos são retidos na cavidade oral, maior é o potencial do amido para se decompor em açúcares e contribuir para o processo de cárie. O conteúdo inicial de açúcares não foi o culpado; em vez disso, foi o tipo de amido e a extensão do tempo de retenção do amido na cavidade oral que determinaram o risco cariogénico relativo do alimento.[25] As refeições ricas em gordura, proteínas ou sal reduzem a retenção oral dos hidratos de carbono. Os hidratos de carbono refinados puros são mais promotores de cárie do que os hidratos de carbono crus que estão complexados com outros elementos alimentares, alguns dos quais são capazes de reduzir a solubilidade do esmalte e possuem propriedades antibacterianas.[24]

Os alimentos macios que requerem pouca mastigação proporcionam uma estimulação mínima. Os alimentos fibrosos grosseiros, que necessitam de uma mastigação vigorosa, são alimentos detersivos, mais purificadores e estimulantes da saliva. A seleção de alimentos nutritivos e detergentes deve ser iniciada no início da vida e continuada até à idade adulta.

Assim, a forma, o tipo e a frequência dos alimentos desempenham um papel muito importante no processo de iniciação das cáries. A escola funciona como uma plataforma para sensibilizar as crianças para hábitos alimentares saudáveis e para lhes inculcar este hábito como parte da sua rotina diária, para que seja duradouro.

Frutas e cáries dentárias

As actuais orientações dietéticas recomendam pelo menos cinco porções de fruta e legumes por dia. A fruta fornece nutrientes essenciais e o seu consumo está negativamente associado a várias doenças crónicas, incluindo doenças cardiovasculares e cancro. A fruta contém açúcares (frutose, sacarose e glicose) e estudos do pH da placa bacteriana e estudos de incubação mostraram que a fruta é acidogénica. No entanto, os dados de estudos epidemiológicos mostram, em grande medida, que a fruta não é cariogénica. O relatório COMA de 1989, *Dietary Sugars and Human Disease* , concluiu que "os frutos frescos, tal como consumidos pelos seres humanos, também parecem ser pouco cariogénicos". Além disso, este relatório afirmava que os açúcares extrínsecos não lácteos (NMES) na dieta deveriam ser substituídos por fruta fresca, legumes e alimentos ricos em amido. O sumo de fruta fresco não adoçado também contém NMES porque o processo de produção de sumo liberta a frutose, a sacarose e a glucose da fruta inteira. O teor de NMES do sumo não adoçado pode ser tão elevado como o de um refrigerante normal, pelo que é potencialmente cariogénico É provável que a fruta seca seja mais cariogénica do que a fruta fresca, uma vez que o processo de secagem degrada a estrutura celular da fruta, libertando alguns açúcares intrínsecos em NMES. Os frutos secos também têm tendência a aderir aos dentes, o que lhes confere um tempo de retenção oral prolongado e aumenta a sua cariogenicidade. No entanto, como o consumo de frutos secos é baixo, não existem dados epidemiológicos que relacionem o seu consumo com a cárie dentária[28] .

Um aconselhamento dietético adequado feito na escola com base na literatura acima referida pode certamente reduzir as cáries dentárias. Para tal, os professores devem receber formação sobre os diferentes tipos de alimentos, a sua cariogenecidade e os potenciais componentes de uma dieta saudável e menos cariogénica. Se este tipo de aconselhamento dietético puder ser prestado pelos professores na escola, pode certamente encorajar as crianças a adotar hábitos alimentares adequados e inculcar-lhes hábitos alimentares positivos que perdurarão para toda a vida

Burnard define o aconselhamento como o meio através do qual uma pessoa ajuda outra a clarificar a sua situação de vida e a decidir sobre novas linhas de ação. O aconselhamento no contexto dos cuidados de saúde significa um diálogo entre um cliente/doente e um prestador de cuidados de saúde, com o objetivo básico de resolver um problema e proporcionar uma mudança de comportamento. O aconselhamento dietético envolve uma interação constante entre o conselheiro e os clientes/doentes sobre dietas terapêuticas para produzir uma mudança no comportamento alimentar. Destina-se igualmente a pessoas saudáveis que também podem beneficiar de alterações na ingestão e nos hábitos alimentares para uma saúde preventiva que reduza o risco de desenvolver doenças crónicas. Os principais objectivos do aconselhamento dietético e nutricional são a despistagem e a correção de distúrbios orais relacionados com a alimentação e a promoção de bons hábitos alimentares que previnam doenças[29] .

Witteman identificou os elementos críticos do aconselhamento dietético como sendo o envolvimento entre dois participantes dispostos a encontrar-se para considerar um problema, uma questão ou uma situação colocada por um ou outro. O aconselhamento nutricional e dietético requer tempo, paciência e perseverança. Podem ser necessárias muitas visitas para obter resultados. A primeira visita deve ser dedicada a estabelecer uma relação, despertar o interesse, fazer a associação entre a dieta e a saúde dentária e estabelecer a necessidade de uma história dietética relevante. Qualquer pessoa (nutricionista-dietista, enfermeiro dentista, higienista dentário) que tenha a educação e formação necessárias, além de uma personalidade que ponha o paciente à vontade e crie um clima para a impressão do paciente, pode fazer o aconselhamento. O conselheiro deve ser dotado da estatura profissional, da competência e das capacidades de entrevista necessárias para transmitir ao doente, numa linguagem apropriada, a fundamentação científica de um programa dietético que pode necessitar de mudanças aparentemente drásticas no estilo de vida. Deve ter em conta a cultura, a formação académica, a psicologia e o estatuto social do doente para determinar o padrão de aceitação dos alimentos e os hábitos alimentares[29] .

A nível escolar, o aconselhamento dietético é efectuado entre alunos e professores e entre pais e professores. A escola é o melhor ambiente onde se podem realizar várias sessões de aconselhamento entre crianças e professores, onde os professores podem sensibilizar os alunos para os alimentos cariogénicos e os seus efeitos adversos nos dentes. Além disso, as crianças têm uma tendência natural para obedecer aos seus professores. Assim, se os professores fornecerem informações sobre alimentos cariogénicos e alimentos saudáveis, é mais provável que as crianças os sigam. A escola deve aconselhar as crianças relativamente a

- Limitar a frequência do consumo de alimentos e bebidas açucarados.
- Comer mais legumes e fruta e alimentos básicos ricos em amido, como pão, batatas, cereais de pequeno-almoço não açucarados e cereais.
- Beber leite e água em vez de refrigerantes ácidos e açucarados.

Objectivos do aconselhamento

O principal objetivo do aconselhamento dietético em saúde oral pediátrica é a prevenção da cárie. Se a prevenção é de facto o objetivo, então a avaliação da dieta e as recomendações preventivas devem começar numa idade precoce, antes dos sinais visíveis do processo carioso. O aconselhamento dietético visa ajudar os pais a alterarem os seus comportamentos alimentares e os dos seus filhos, de modo a escolherem dietas com snacks pouco ou nada cariogénicos, a limitarem os alimentos doces às refeições e a realizarem a escovagem dos dentes após a exposição ao açúcar.

Em suma, os objectivos do aconselhamento dietético são

1. Correção do desequilíbrio da dieta que pode afetar a saúde geral do paciente e, por vezes, refletir-se na sua saúde oral.

2. Modificação dos hábitos alimentares, nomeadamente a ingestão de alimentos contendo sacarose nas formas, quantidades e circunstâncias que provocam a formação de cáries.

3. As recomendações dietéticas devem ser realistas e basear-se sempre nos comportamentos alimentares actuais da família. É inútil prescrever mudanças que o paciente não pode ou não quer implementar

Além disso, as modificações na dieta só podem ser efectuadas ao longo do tempo, com a ajuda da repetição e do reforço. O objetivo deve ser ajudar os prestadores de cuidados a desenvolver hábitos alimentares para toda a vida, que promovam a saúde geral e oral para si próprios e para aqueles que influenciam.[29]

As recomendações dietéticas são

1) ter uma dieta equilibrada, rica em cereais integrais, fruta e legumes, e praticar uma boa higiene oral - em particular a utilização de pastas dentífricas fluoretadas - para maximizar a saúde oral e sistémica e reduzir o risco de cáries.

2) comer uma combinação de alimentos para reduzir o risco de cáries e erosão; incluir produtos lácteos com hidratos de carbono fermentáveis e outros açúcares e consumir estes alimentos durante, em vez de entre, as refeições; adicionar fruta ou legumes crus às refeições para aumentar o fluxo salivar; beber bebidas açucaradas e ácidas às refeições, incluindo alimentos que possam amortecer os efeitos acidogénicos.

3) enxaguar a boca com água, mascar pastilhas elásticas sem açúcar (sobretudo as que contêm álcoois de açúcar, que estimulam a remineralização) e comer produtos lácteos como o queijo após o consumo de hidratos de carbono fermentáveis.

4) mascar pastilha elástica sem açúcar entre as refeições e os lanches para aumentar o fluxo salivar.

5) beber, em vez de beberricar, bebidas açucaradas e ácidas.

6) moderar a frequência alimentar para reduzir a exposição repetida a açúcares, outros hidratos de carbono fermentáveis e ácidos.

7) evitar deitar um bebé ou uma criança com um biberão de leite, sumo ou outra bebida açucarada. [25]

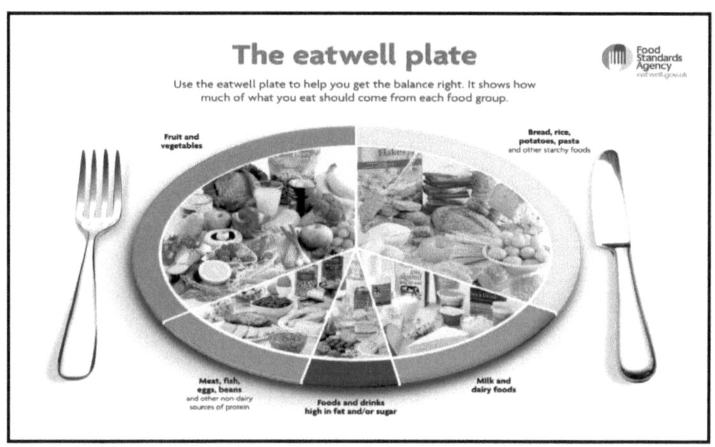

Assim, a cárie dentária é uma doença relacionada com a dieta que continua a ser um problema para certos pacientes dentários. As autoridades escolares, em particular os professores, devem compreender bem a relação entre a dieta e a cárie e aplicar conscientemente esse conhecimento para educar as crianças em geral, bem como aconselhar as crianças de alto risco a adoptarem hábitos alimentares saudáveis.

Moynihan PJ e **Kelly SA** fizeram uma revisão sistemática sobre a associação entre a quantidade de açúcares ingeridos e a cárie dentária e sobre o efeito de restringir a ingestão de açúcares a < 10% e < 5% de energia (E) sobre a cárie para informar a atualização das orientações da Organização Mundial de Saúde sobre o consumo de açúcares em 2014. A revisão foi conduzida e relatada de acordo com a declaração PRISMA, e a evidência foi avaliada de acordo com as directrizes do Grupo de Trabalho GRADE. Dos 5.990 artigos identificados, 55 estudos foram elegíveis - 3 de intervenção, 8 de coorte, 20 populacionais e 24 transversais. Dos estudos, 42 dos 50 realizados em crianças e 5 dos 5 realizados em adultos relataram pelo menos uma associação positiva entre açúcares e cáries. Há evidências de qualidade moderada mostrando que a cárie é menor quando a ingestão de açúcares livres é < 10% E. Com o ponto de corte < 5% E, foi observada uma relação significativa, mas a evidência foi considerada de qualidade muito baixa.[30]

Aconselhamento aos pais

Uma criança de um lar onde os pais estão sujeitos a desvantagens culturais, étnicas e económicas é normalmente negligenciada do ponto de vista dentário. Mesmo com pais altamente motivados, o seu conhecimento sobre saúde dentária é menor, o que se reflecte no grande número de adultos que têm cáries, lesões periodontais e dentaduras, o que indica uma negligência anterior. Assim, na maioria das vezes, os próprios pais não sabem o que fazer e, por conseguinte, não constituem bons modelos para as crianças [31]

Idealmente, a educação dos pais deve ser paralela à educação das crianças[31] O aconselhamento e a educação dos pais desempenham um papel muito importante na prevenção das cáries dentárias nas crianças. Como se diz corretamente, o lar é a primeira escola de uma criança, pelo que práticas de higiene oral adequadas em casa e a adoção de uma dieta podem prevenir as cáries ao nível primário e primário. Se os pais receberem aconselhamento sobre a dieta adequada e as práticas de higiene oral dos mais novos, podem incutir-lhes hábitos alimentares e práticas de higiene oral correctos e podem provocar uma modificação comportamental que dura toda a vida. O aconselhamento dos pais pode ser efectuado na própria escola, o que é um procedimento mais rentável, uma vez que se pode visar um maior número de pais. Existem vários estudos que apoiam o ponto de vista de que o aconselhamento dos pais sobre nutrição e práticas de higiene oral pode reduzir as cáries dentárias em crianças pequenas.

Este processo educativo para os pais é essencial para ultrapassar a barreira das suas experiências adversas passadas com possíveis doenças dentárias e dificuldades financeiras relacionadas. A mudança de comportamento iniciada na escola também precisa da orientação e influência dos pais em casa, para que seja duradoura.[31]

Tinanoff N & Palmer CA efectuaram um estudo sobre os determinantes dietéticos da cárie dentária e as recomendações dietéticas para crianças em idade pré-escolar. Afirmou que a educação e o aconselhamento nutricional com o objetivo de reduzir as cáries nas crianças têm como objetivo ensinar aos pais a importância de reduzir a exposição frequente a açúcares óbvios e ocultos. As directrizes incluem: evitar o consumo frequente de sumo ou outras bebidas com açúcar no biberão ou no copo, desencorajar o comportamento de uma criança que dorme com um biberão, promover alimentos não cariogénicos para os lanches, fomentar padrões alimentares consistentes com a Pirâmide do Guia Alimentar, limitar os alimentos cariogénicos às refeições, eliminar rapidamente os alimentos cariogénicos da cavidade oral da criança, quer através da escovagem dos dentes, quer através do consumo de alimentos protectores, e restringir os lanches com açúcar que são comidos lentamente (por exemplo, doces, rebuçados para a tosse, chupa-chupas, ventosas) devem ser ensinadas aos pais para que as medidas preventivas da cárie dentária possam ser iniciadas em casa [32]

Alimentação saudável em casa

Os pais devem ser informados de que, de um ponto de vista dietético, o melhor conselho para reduzir o risco de cárie é reduzir a frequência do consumo de alimentos e bebidas que contenham açúcares e limitar o seu consumo apenas às refeições. Também é aconselhável evitar alimentos e bebidas que contenham açúcares perto da hora de deitar (no espaço de uma hora), uma vez que o fluxo salivar é baixo e a sua capacidade de tamponamento é reduzida durante a noite. No entanto, um padrão alimentar comum é comer pouco e frequentemente - um padrão por vezes referido como "pastoreio". Neste caso, sugerir que os doentes devem limitar o consumo de alimentos a três vezes por dia pode ser totalmente irrealista e impraticável. Se os lanches entre as refeições forem inevitáveis, é importante recomendar alimentos e bebidas que apresentem um menor risco de cárie ou que possam ajudar a prevenir a cárie, tais como os itens listados em. Os doentes devem ser encorajados a comer alimentos como o queijo e a mascar pastilhas elásticas sem açúcar após as refeições para neutralizar os efeitos acidogénicos dos açúcares da dieta. Numerosos ensaios clínicos demonstraram que mascar pastilha elástica sem açúcar protege contra as cáries dentárias. Foi demonstrado que apenas 5 g de queijo duro são eficazes contra as cáries dentárias nas crianças e que esta quantidade contribuiria de forma insignificante para a ingestão de gordura.[28] Além disso, os níveis de consumo de fruta e legumes pelas crianças são mais elevados quando os pais comem regularmente fruta e legumes e estes estão disponíveis e acessíveis em casa.[17]

Let your child start the day by
eating a healthy breakfast
either at home or at school.

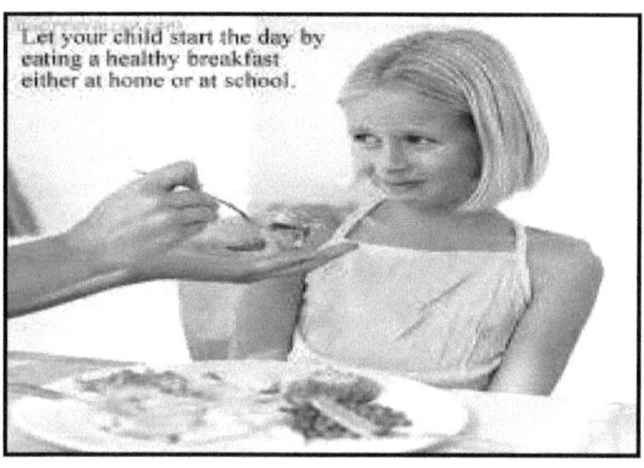

Yekaninejad MS, Eshraghian MR, Nourijelyani K, Mohammad K, Foroushani AR, Zayeri F, Pakpour AH, Moscowchi A & Tarashi M realizaram um estudo sobre o efeito de um programa de educação para a saúde oral com base na escola em crianças iranianas: resultados de um ensaio aleatório em grupo. Realizaram o estudo para investigar se uma intervenção dirigida aos pais e ao pessoal escolar pode melhorar o comportamento e o estado de saúde oral das crianças em idade escolar.

Trezentos e noventa e dois alunos de seis escolas de Teerão participaram num ensaio aleatório em grupo, de setembro de 2010 a março de 2011. As escolas foram distribuídas aleatoriamente por três grupos: abrangente, de estudantes e de controlo. A intervenção no grupo abrangente consistiu em estratégias para encorajar as crianças, os seus pais e o pessoal da escola a aumentar a frequência da escovagem dos dentes e do uso do fio dental. No grupo dos estudantes, a intervenção dirigiu-se apenas às crianças. O grupo de controlo não recebeu qualquer intervenção. O resultado primário foi a mudança nos comportamentos de saúde oral (escovagem e uso do fio dental), enquanto os resultados secundários foram as mudanças nos índices de higiene oral e periodontal comunitário e nos componentes do Modelo de Crenças de Saúde. A análise dos dados foi efectuada através de modelos multinível. Os alunos que estavam no grupo de intervenção abrangente escovavam os dentes e usavam fio dental com uma frequência significativamente maior em comparação com os do grupo de intervenção estudantil. Embora a saúde gengival dos alunos tenha melhorado significativamente no grupo de intervenção abrangente, essa melhoria significativa não foi observada no grupo de alunos. Em conclusão, observam-se resultados promissores quando a educação para a saúde oral visa tanto a escola como o ambiente doméstico· Os pais e o pessoal escolar desempenham papéis importantes na promoção da saúde oral das crianças. Concluíram que os pais são considerados os factores-chave para o desenvolvimento das crianças e para moldar os seus comportamentos saudáveis. Os conhecimentos dos pais e os comportamentos em matéria de saúde oral têm uma influência considerável no desenvolvimento de hábitos ao longo da vida dos seus filhos. Por conseguinte, os pais podem ser vistos como facilitadores da saúde oral dos seus filhos[33]

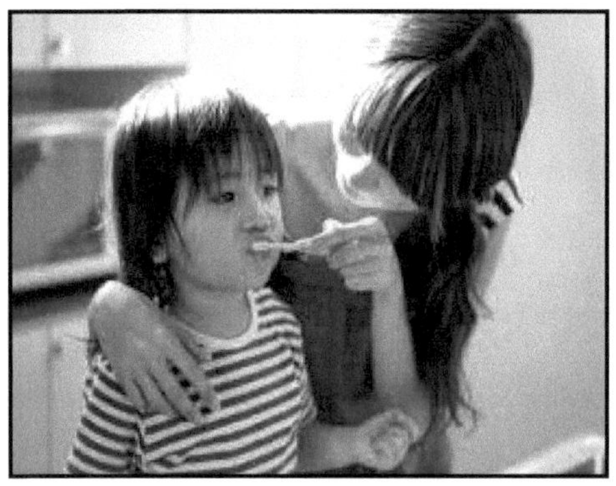

Aconselhamento aos pais sobre práticas de higiene oral

Outro estudo mostra que os factores comportamentais de saúde precoces, incluindo as práticas dietéticas e os padrões alimentares, podem desempenhar um papel importante no início e no desenvolvimento de doenças orais, em particular a cárie dentária. Os pais/cuidadores, geralmente a mãe, têm um papel fundamental na adoção de comportamentos protectores em matéria de cuidados de saúde e nas práticas alimentares parentais e nos comportamentos alimentares das crianças[34] Os pais devem ser aconselhados a visitar regularmente um prestador de cuidados dentários, a escovar os dentes das crianças diariamente com pasta dentífrica com flúor e a usar o fio dental e a utilizar adequadamente o flúor para a prevenção das cáries e os colutórios quimioterapêuticos para a prevenção da placa bacteriana. Recomenda-se também que os pais sejam instruídos no sentido de refrearem a prática de deitar os bebés e as crianças com um biberão. Os pais de crianças pequenas devem ser encorajados a realizar ou supervisionar a escovagem dos seus filhos e a controlar a quantidade de pasta de dentes utilizada. Tudo isto, por sua vez, reduz consideravelmente a cárie dentária [17]

Um outro estudo efectuado por **V. K Gopinath, M. P Hector e E. S Davenport** afirma que as mães desempenham um papel fundamental na introdução e no ensino da escovagem à criança. [35]

Edlund, Karin, Koch & Göran efectuaram um estudo sobre o Efeito na cárie da escovagem dentária supervisionada diária com dentifrícios de monofluorofosfato de sódio e fluoreto de sódio após 3 anos. Tratou-se de um ensaio clínico de 3 anos em que participaram 400 crianças com idades compreendidas entre os 9 e os 11 anos de uma escola em Malmötook. Foram divididas aleatoriamente em dois grupos. Cada grupo escovou os dentes diariamente na escola, sob a supervisão de um higienista dentário. As crianças e as suas famílias receberam os respectivos dentífricos para uso doméstico. As crianças foram examinadas quanto à presença de cáries no início do estudo e novamente após um intervalo de 1 ano pelo mesmo dentista e de acordo com os critérios indicados. Uma comparação dos incrementos de cárie nos dois grupos de dentífricos revelou um incremento de cárie estatisticamente significativamente mais baixo durante o 2º e 3º anos experimentais no grupo do dentífrico de fluoreto de sódio em comparação com o grupo do dentífrico de monofluorofosfato de sódio [36]

L.M.D Macpherson, Y Anopa, D.I. Conway e A.D McMahon realizaram um estudo para avaliar a associação entre o lançamento do programa nacional de escovagem de dentes em infantários e a redução da cárie dentária em crianças de cinco anos de idade num estudo populacional à escala da Escócia. A intervenção foi a escovagem de dentes supervisionada em infantários e a distribuição de pasta dentífrica com flúor e escovas de dentes para uso doméstico, medida como a percentagem de infantários participantes em cada área administrativa dos serviços de saúde. O parâmetro foi o d3mft médio em 99.071 crianças de cinco anos de idade, abrangendo 7% a 25% da população relevante (em vários anos), que participaram em múltiplos inquéritos transversais de epidemiologia dentária de 1987 a 2009. A inclinação do aumento da escovagem dos dentes foi correlacionada com a inclinação da redução do d3mft. A média do d3mft nos anos -2 a 0 (em relação ao ano inicial 0) foi de 3,06, reduzindo para 2,07 nos anos 10 a 12 (diferença = -0,99; IC 95% -1,08, -0,90; $p < 0,001$). A adoção da escovagem dentária correlacionou-se com o declínio do d3mft (correlação = -0,64; -0,86, -0,16; $p = 0,011$). O resultado melhorou quando um Conselho de Saúde periférico foi excluído (correlação = -0,90; -0,97, -0,70; $p < 0,0001$). Foi detectada uma melhoria na saúde dentária das crianças de cinco anos, que está associada à adoção da escovagem dentária no infantário[37]

Por conseguinte, todos os estudos acima referidos mostram que, se a criança escovar os dentes sob a supervisão dos pais, há uma redução considerável das cáries dentárias. Assim, se os pais forem ensinados sobre o seu dever de orientar os seus filhos na realização de práticas diárias de higiene oral, haverá um benefício a longo prazo na prevalência de cáries.

Feira de Ciências

A avaliação do impacto da participação nas feiras de pais e filhos realizadas nas escolas mostra que estas têm sido úteis para aumentar o perfil da saúde oral e o conhecimento entre pais e filhos receptivos. No entanto, o custo de entrada gratuito e os brindes são importantes para atrair as pessoas ao stand. Os programas multi-estratégicos que incorporam este tipo de evento demonstraram eficácia nos resultados em termos de saúde oral[22].

A feira de ciências realizada nas escolas pode divulgar a sensibilização para a saúde oral e as práticas de higiene não só entre os alunos, mas também entre os pais. Várias informações sobre diferentes doenças orais, comportamentos positivos em matéria de saúde oral e o seu bom impacto na saúde geral e oral podem ser demonstradas através de cartazes, modelos e panfletos.

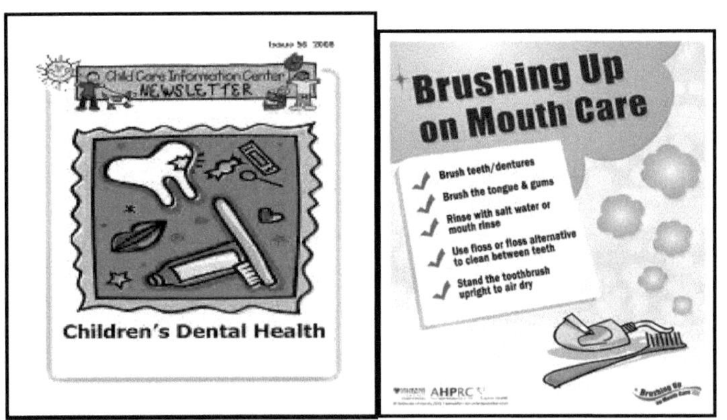

Feira de ciências na escola com informações sobre hábitos saudáveis

PROTECÇÃO ESPECÍFICA

Serviços de nutrição escolar

Uma nutrição adequada promove o crescimento e o desenvolvimento óptimos das crianças. Uma alimentação saudável na infância e na adolescência é importante para um crescimento e desenvolvimento adequados e pode prevenir problemas de saúde como a obesidade, cáries dentárias, deficiência de ferro e osteoporose, doenças cardíacas, cancro, acidentes vasculares cerebrais e diabetes . As Dietary Guidelines for Americans recomendam uma dieta rica em frutas e legumes, cereais integrais e produtos lácteos sem gordura ou com baixo teor de gordura para pessoas com 2 anos ou mais. As directrizes também recomendam que as crianças, os adolescentes e os adultos limitem a ingestão de gorduras sólidas (principais fontes de ácidos gordos saturados e trans), colesterol, sódio, açúcares adicionados e cereais refinados.

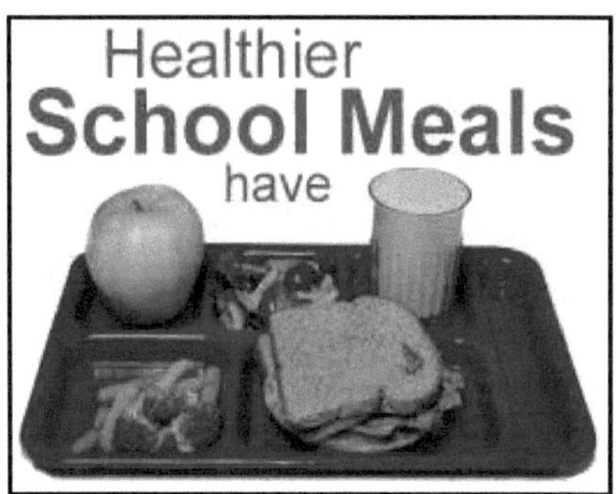

As escolas estão numa posição única para promover uma alimentação saudável e ajudar a garantir uma ingestão adequada de alimentos e nutrientes entre os alunos. As escolas oferecem aos alunos a oportunidade de consumir uma variedade de alimentos e bebidas ao longo do dia escolar e permitem-lhes aprender e praticar comportamentos alimentares saudáveis [38]

Por exemplo, como uma alternativa saudável às bebidas açucaradas, as escolas podem proporcionar aos alunos o acesso a água potável segura e gratuita. As escolas devem assegurar que apenas alimentos e bebidas nutritivos e apelativos sejam fornecidos nos refeitórios escolares, máquinas de venda automática, snack-bares, lojas escolares e outros locais que ofereçam alimentos e bebidas aos alunos. Além disso, a educação nutricional deve fazer parte de um currículo abrangente de educação para a saúde na escola.

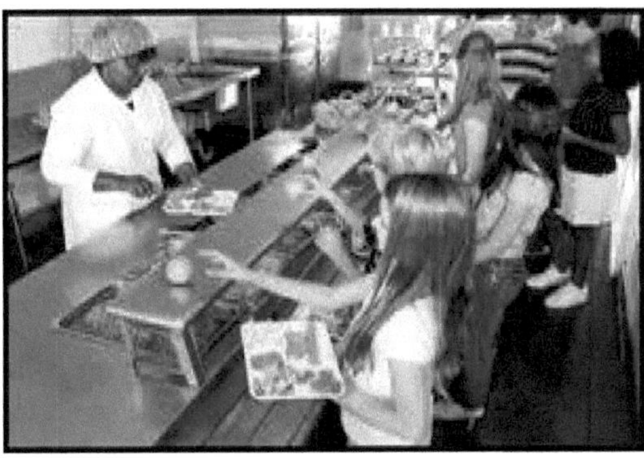

Cantina escolar promove alimentação saudável

Embora os programas de alimentação escolar não possam inverter as consequências de uma má nutrição anterior, a literatura demonstra que têm um impacto significativo no estado nutricional e nos resultados escolares das crianças. Os alunos mais bem nutridos são mais atentos, apresentam melhor comportamento na sala de aula e níveis de atividade. Evidências de ensaios controlados aleatórios e estudos da Jamaica, Quénia, Bangladesh, Filipinas e

Uganda mostram que os programas de alimentação escolar também demonstraram o potencial para melhorar a escolaridade, as competências de estudo e a assiduidade.

Nutrition influences a child's
development, health status, well-being
and potential for learning.

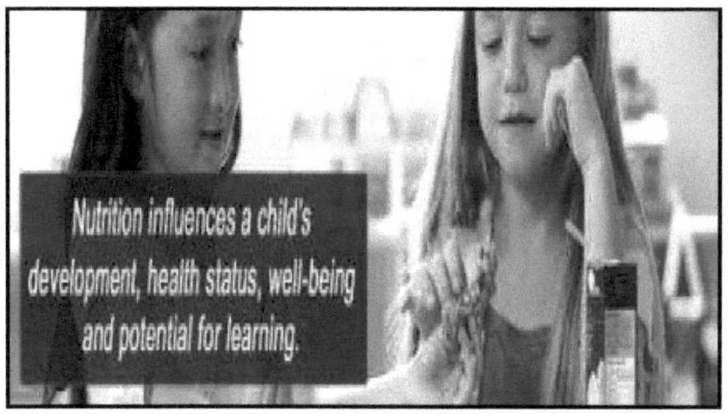

A alimentação escolar melhora as capacidades de estudo

Visar as comunidades e as famílias que não dispõem de recursos para sustentar adequadamente os seus filhos em idade escolar é um elemento fundamental para melhorar o impacto e a penetração dos programas de alimentação escolar. A orientação individual tem-se mostrado eficaz em países seleccionados. A segmentação é essencial para garantir que os programas ofereçam o maior benefício aos mais necessitados. O programa nacional de alimentação escolar no Chile é um exemplo de boas práticas no que respeita à seleção individual. Neste caso, as escolas recebem refeições com base num índice de vulnerabilidade criado através de uma série de dados socioeconómicos do agregado familiar recolhidos junto dos alunos do primeiro ano. Em cada escola, é pedido aos professores que atribuam refeições gratuitas às crianças mais vulneráveis da sala de aula, sendo que as outras crianças recebem refeições a um custo[39] .

As escolas são uma fonte importante de alimentos na dieta das crianças, com um aumento do consumo de frutas e legumes e uma diminuição da ingestão de alimentos cariogénicos[40] .

Na Índia, Tamil Nadu foi o primeiro Estado a iniciar um programa de refeições ao meio-dia, seguido de Gujarat. Atualmente, mais de 12 Estados estão a gerir serviços de nutrição escolar. Várias organizações voluntárias, como a Church World Service, a Care e a Unicef, forneceram leite em pó, farinha de soja de milho, trigo Bulgar e óleos vegetais, alimentos ricos em proteínas e apoio educativo.

O Governo da Índia lançou o Programa Nacional de Apoio Nutricional ao Ensino Primário (NP-NSPE) em 15 de agosto de 1995, com o objetivo de melhorar a eficácia do ensino primário através da melhoria do estado nutricional das crianças do ensino primário. Em 1997-98, o programa tinha sido aplicado em todo o país. No âmbito deste programa, é fornecida uma refeição cozinhada a meio do dia com 300 calorias e 12 gramas de proteínas a todas as crianças matriculadas nos escalões I a V. Em outubro de 2007, o programa passou a incluir os alunos dos escalões VI a VIII do ensino primário em 3 479 quarteirões com atrasos educativos, tendo o nome sido alterado de Programa Nacional de Apoio Nutricional ao Ensino Primário para Programa Nacional de Refeições a Meio do Dia (MDM) nas Escolas.

A tónica é colocada nas necessidades de saúde das crianças, tanto físicas como mentais, nas intervenções nutricionais, na promoção de actividades físicas e no aconselhamento e fornecimento de imunização num dia fixo, juntamente com a educação. A suplementação semanal de ferro e ácido fólico (WIFS) e os comprimidos (vitamina A, ferro e ácido fólico), juntamente com a desparasitação bianual, tal como proposto, serão associados ao programa de saúde escolar

Norma de direito por criança, por dia, por MDM

Artigo	**Classe primária (1-5)**	**Classe primária superior (6-8)**
Calorias	550	700
Proteínas	12	20
Arroz / Trigo	100	150
Dal	20	30
Legumes e verduras	50	75
Óleos e gorduras	5	7.5

Bihar gere um programa de refeições ao meio-dia nas suas escolas, no âmbito do qual são fornecidas por criança, por dia, duas fatias de pão ou três biscoitos e manteiga com um peso de 7 a 15, 18 gramas e fruta. A CARE começou a prestar assistência ao programa de refeições do meio-dia em Bihar em 1968. O número de beneficiários abrangidos em 1969 foi de 6,10,000. Em 1969-70, os suplementos da CARE consistiam em 85 g de Balahar/ CSM e 14 g de óleo vegetal por criança e por dia, o que equivale a 425 Kcal e 17,1 g de proteínas.

Assim, com o duplo objetivo de melhorar a saúde e a educação das crianças pobres, a Índia lançou um ambicioso programa de fornecimento de refeições a meio do dia (MDM) nas escolas primárias públicas e assistidas pelo Estado. As responsabilidades administrativas e logísticas deste programa são enormes, pelo que a oferta de senhas de alimentação ou de transferências de rendimentos aos beneficiários visados é considerada uma alternativa. No entanto, o mecanismo alternativo de distribuição não é viável no contexto indiano, pois pode levar a escolhas de consumo adversas por parte dos chefes das famílias visadas. Além disso, o fornecimento de nutrientes através das refeições é, em geral, inferior às necessidades diárias e, em particular, muito inferior em nutrientes como as proteínas, as gorduras, o ferro e o iodo em relação à quantidade da refeição. Verifica-se igualmente a presença de ácido úrico e de aflatoxina nos grãos alimentares adquiridos para o regime. A execução do programa MDM pode ser melhorada através de parcerias com entidades privadas e ONG e da inclusão de chikki, sukhdi, barras nutricionais fortificadas e fruta na ementa semanal. Tal permitirá não só complementar a ingestão nutricional, mas também oferecer segurança e variedade, reduzindo o tempo de distribuição[41] .

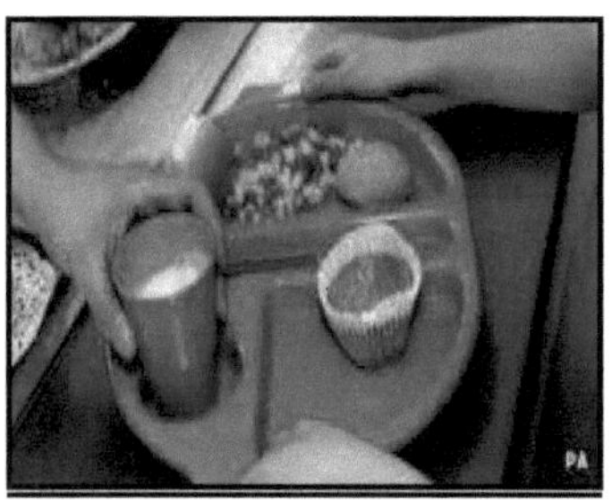

FLUORETOS SISTÉMICOS

Água comunitária Fluoretação

A fluoretação é a adição controlada de um composto de flúor a uma fonte pública de abastecimento de água, a fim de aumentar a concentração de flúor para um nível pré-determinado com o objetivo de prevenir a cárie dentária. A fluoretação chega a todos os habitantes de uma comunidade, o que constitui a sua maior força como medida de saúde pública e a sua maior limitação como política social. O apoio à fluoretação baseia-se na sua segurança demonstrada após cerca de 50 anos de utilização, na opinião de que toda a comunidade é uma vantagem e de que a natureza menor da fluorose dentária resultante é de pouca importância em relação aos benefícios da melhoria da saúde oral para todos[42] . Alcança toda a comunidade a um custo per capita relativamente baixo. Uma vez que nem toda a gente escova os dentes de forma consistente, a fluoretação é o método mais eficaz em termos de custos para levar a exposição ao flúor a toda a comunidade. A fluoretação também reduz a disparidade na experiência de cárie entre os grupos socioeconómicos mais altos e mais baixos' nível de educação ou a disponibilidade de mão de obra dentária[43]

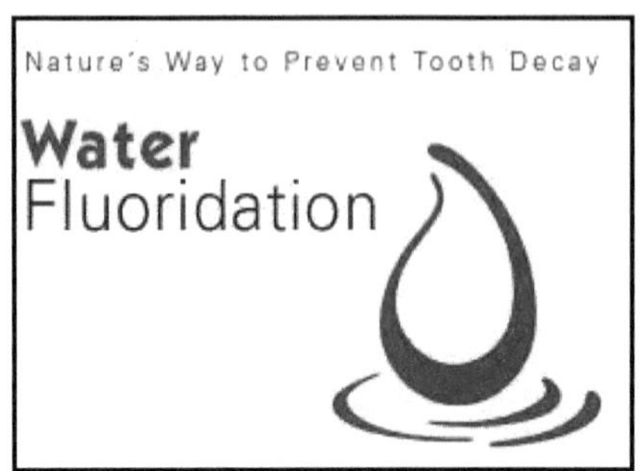

Não se trata de uma abordagem direccionada para a prevenção da cárie, mas de uma estratégia para toda a população[42] Numerosos estudos indicaram que a fluoretação da água é eficaz na redução da cárie dentária. Mesmo nesta era de exposição múltipla ao flúor, há um número considerável de dados recentes de estudos bem concebidos e Controlados para mostrar que a experiência de cárie em áreas fluoretadas é menor do que a encontrada em áreas não fluoretadas (Kumar et al 1998, Selwitz et al 1998, Gillcrist et al 2001, Gray et al 2001, Stephen et al 2002). Outros estudos mostraram que a fluoretação reduz o custo dos cuidados dentários (Grembowski et al 1997, CDC 1999) retarda a progressão da lesão existente (Lawerence et al 1997, Maupone et al 2001) e reduz a prevalência de cáries ocultas (Weerheijm et al 1997) [43] Em reconhecimento deste resultado, os Centros de Controlo e Prevenção de Doenças (CDC) proclamaram a fluoretação da água como uma das 10 maiores realizações de saúde pública do século XX, juntamente com as vacinas e o controlo das doenças infecciosas. A fluoretação da água continua a ser relevante no século XXI, e o U.S. Surgeon General argumentou que "continua a ser um método vital e económico de prevenção da cárie dentária [44]

O início da investigação sobre a fluoretação da água foi iniciado pelo dentista americano Frederick Mac Kay. Ele notou que muitos dos seus pacientes tinham uma mancha castanha nos dentes que era altamente resistente às cáries dentárias e chamou-lhe "esmalte mosqueado". Suspeitou da presença de algo na água que provocava a mancha castanha e aumentava a resistência às cáries. A análise da água foi efectuada por um químico, H.V. Churchill, que a classificou como fluoreto. Mais tarde, H. Trendeley Dean, um cientista dos serviços de saúde pública dos EUA, foi levado a iniciar uma série de investigações epidemiológicas para testar a hipótese de que o aumento da concentração de flúor na água e a redução da prevalência de cáries dentárias. Esta relação inversa foi confirmada numa outra investigação realizada no Colorado, Illinios, Indiana e Ohio (o chamado estudo das 21 cidades). Observou também que a prevalência de fluorose era baixa (10-12%) a níveis de fluoretos até 1 ppm na água potável, sendo a maior parte da fluorose de natureza ligeira. Estes resultados deram o impulso para o início dos programas de fluoretação da água da comunidade nos EUA e no Canadá [45]

A fluoretação da água pode ser realizada através da utilização de compostos secos, como o silicofluoreto de amónio, o espatoflúor, o fluoreto de sódio e o silicofluoreto de sódio, ou de soluções de ácido hidrofluorossílico. A seleção final depende da dimensão da instalação, do número de pontos em que o fluoreto é introduzido na água, do custo de entrega do agente de fluoreto escolhido pelo fornecedor mais próximo, da utilização de uma instalação existente com modificações ou de uma nova instalação e da preferência pessoal do gestor da instalação. Dos compostos secos, o espatoflúor é o melhor para todas as condições e para todas as dimensões de instalações [31]

Assim, a fluoretação da água comunitária é uma medida de saúde pública valiosa pelas seguintes razões

□ Acessível a toda a população, independentemente da educação, do estatuto socioeconómico e do rendimento

□ Não é necessária uma mudança de comportamento para receber o benefício

□ Económica quando comparada com outras formas de tratamento com flúor (a nível da população)

□ Forma eficaz, segura e equitativa de melhorar a saúde oral da comunidade

□ Económica

□ Resultados ainda observados com a utilização de fluoretos tópicos

□ Medida de saúde pública bem estabelecida

No entanto, é uma questão controversa (oposição à implementação e manutenção), requer investimentos de capital robustos (equipamento, monitorização, formação, pessoal) e recursos humanos (profissionais de tratamento de água formados e acreditados para a monitorização e adição de flúor) A determinação subsequente do nível de F da água que alcançou um equilíbrio aceitável entre os benefícios (controlo da cárie) e os efeitos prejudiciais (fluorose) foi bem documentada [Murray et al., 1991; Burt e Eklund, 2006; Ellwood et al., 2008]. Os primeiros ensaios experimentais de fluoretação da água, ou seja, a adição controlada de um composto de F a um abastecimento público de água para elevar a sua concentração de F a um nível ótimo para prevenir a cárie dentária, foram realizados nos EUA e no Canadá em meados da década de 1940 [Murray et al., 1991] e estabeleceram a fluoretação da água como um método eficaz de medida de saúde pública para controlar a cárie dentária. A nível mundial, estima-se que 350 milhões de pessoas bebem água fluoretada. Embora a prevalência da cárie esteja em constante diminuição no mundo ocidental, a cárie continua a ser um importante problema de saúde pública para a grande maioria dos indivíduos que vivem nos países em desenvolvimento e para as populações com baixo estatuto socioeconómico nos países desenvolvidos. A fluoretação da água, sempre que tecnicamente viável e culturalmente aceitável, continua a ser uma escolha relevante e válida como medida populacional para a prevenção da cárie dentária P[46]

A fluoretação exige um nível razoável de desenvolvimento socioeconómico, pois requer uma estação de tratamento de água e um pessoal operacional[44] e os benefícios não são assegurados apenas pela instalação de equipamento para fluoretação, mas também é necessária uma vigilância contínua da instalação para ter a certeza de que o nível pretendido de flúor é regularmente introduzido no sistema de distribuição de água[47] A fluoretação dos abastecimentos de água comunitários deve ser a pedra angular sobre a qual se constrói qualquer programa nacional de prevenção da cárie dentária. A única falha da fluoretação da água na concretização desta ideia é o facto de a sua aplicação estar limitada a áreas com sistemas de água centrais[47]

C. Parnell, H. Whelton & D. O'Mullane efectuaram um estudo sobre as revisões sistemáticas da eficácia e segurança da fluoretação da água. Das 59 publicações identificadas, 3 revisões sistemáticas e 3 directrizes foram incluídas nesta revisão. Embora as próprias revisões fossem de boa qualidade metodológica, os estudos incluídos nas revisões eram geralmente de qualidade moderada a baixa. Os resultados das três revisões mostraram que a fluoretação da água é eficaz na redução de cáries em crianças e adultos. Com exceção da fluorose dentária, não foi estabelecida qualquer associação entre efeitos adversos e a fluoretação da água. A fluoretação da água reduz as cáries em todas as classes sociais, e há alguma evidência de que pode reduzir a diferença de saúde oral entre as classes sociais. As 3 revisões sistemáticas concluíram que a fluoretação da água era eficaz na redução de cáries em crianças [McDonagh et al., 2000, National Health and Medical Research Council, 2007] e adultos [Griffin et al., 2007]. Os benefícios ao longo da vida são uma consideração importante quando se analisa a eficácia da fluoretação da água para crianças, porque uma intervenção que confere benefícios para além da infância é preferível a uma intervenção com benefícios apenas para a infância. Foram identificadas duas directrizes que incluíam recomendações relativas à fluoretação da água. Estas directrizes provêm de países com uma fluoretação extensiva da água - os EUA [Centers for Disease Control and Prevention, 2001] e a Austrália [Australian Research Centre for Population Oral Health, 2006][46] .

Mais recentemente, foram efectuadas revisões sistemáticas sobre a fluoretação da água pelo Reino Unido

University of York Centre for Reviews and Dissemination, sobre ingestão de flúor e fracturas ósseas e sobre pastas dentífricas e enxaguamentos com flúor através do Grupo de Saúde Oral da Colaboração Cochrane. Estas revisões sistemáticas concluíram que:

- A fluoretação da água reduz a prevalência de cáries dentárias (% com dmft /DMFT > 0) em 15% e, em termos absolutos, em 2,2 dmft/DMFT. Não existem provas credíveis de que a fluoretação da água esteja associada a quaisquer efeitos adversos para a saúde.

- Em determinadas concentrações de flúor, a fluoretação da água está associada a um risco acrescido de fluorose dentária inestética, embora uma análise mais aprofundada sugira que o risco pode ser substancialmente maior em zonas naturalmente fluoretadas e menor em zonas artificialmente fluoretadas. De acordo com a Organização Mundial de Saúde, os países com níveis excessivos de ingestão de fluoreto, particularmente onde existe um risco de fluorose dentária grave ou fluorose esquelética, devem manter um nível máximo de fluoreto de 1,5 mg/l, tal como recomendado pelas Directrizes de Qualidade da Água da OMS, embora se admita que este objetivo nem sempre é tecnicamente fácil de alcançar. Petersen PE, Lennon **MA** [48]

A fluoretação da água está associada a um aumento da proporção de crianças sem cáries. Em 2000, uma revisão sistemática concluiu que o número necessário para tratar (NNT) para que uma criança extra fique livre de cáries é de seis. Este valor engloba taxas de prevalência de cárie variáveis em todo o mundo, e o impacto na população escocesa, que tem níveis de cárie relativamente elevados, pode ser maior. Verificou-se um efeito benéfico em termos de alterações médias nos dentes cariados, perdidos e obturados nas áreas fluoretadas em comparação com as áreas não fluoretadas. A fluoretação da água aumenta o risco de fluorose. Com concentrações de fluoreto na água de 0,1 e 1 ppmF, estimou-se que 6,3% (95% CI: 3,2-12,4%) em comparação com 12,5% (95% CI: 7,0-21,5%), respetivamente, das pessoas expostas teriam fluorose esteticamente preocupante.136 Esta revisão incluiu estudos em países com climas mais quentes do que o Reino Unido, e uma revisão subsequente relatou que estas percentagens seriam provavelmente mais baixas no Reino Unido, onde o clima mais frio resultaria numa ingestão de água reduzida.137 Não houve provas claras de outros potenciais efeitos adversos. O grupo de desenvolvimento de directrizes analisou estas provas e concordou que uma avaliação sólida dos benefícios da fluoretação da água, bem como dos potenciais riscos de fluorose, no ambiente atual da Escócia, deveria ser uma prioridade de saúde. O grupo concordou que um esquema comunitário de fluoretação da água deveria ser introduzido numa região, com uma avaliação completa do esquema para medir todos os resultados clínicos relevantes [9]

Cho HJ, Lee HS, Paik DI & Bae KH realizaram um estudo para avaliar a prevalência de cárie dentária em 1446 alunos do ensino básico com 11 anos de idade, relacionada com a fluoretação da água e a escala de afluência familiar (FAS), como indicador do estatuto socioeconómico (SES) na Coreia. Foram seleccionadas oito áreas para estudo: quatro áreas com água canalizada fluoretada (áreas WF) e quatro áreas com água canalizada não fluoretada (áreas não WF). Ambas as áreas tinham um nível económico e uma dimensão populacional semelhantes. Encontraram uma associação significativa (IC 95%: 1,032-1,513) entre a SAF e as pontuações médias do CPOD nas áreas não fluoretadas e não foi observada qualquer diferença significativa nas áreas fluoretadas (IC 95%: 0,766-1,382). Este estudo apoiou o facto de a fluoretação da água poder não só conduzir a uma menor prevalência de cáries dentárias, mas também ajudar a reduzir o efeito das desigualdades do nível socioeconómico na saúde oral

Cho HJ, Jin BH, Park DY, Jung SH, Lee HS, Paik DI & Bae KH realizaram o estudo para avaliar o efeito sistémico da fluoretação da água na prevalência e experiência da cárie dentária em Cheongju, Coreia do Sul, onde a fluoretação da água cessou há 7 anos. Foi realizado um inquérito transversal em duas escolas onde a fluoretação da água tinha cessado (área com fluoretação da água) e em duas escolas onde a água nunca tinha sido fluoretada (área sem fluoretação da água). Foram examinadas crianças de três grupos etários em ambas as zonas: com 6 (n = 505), 8 (n = 513) e 11 anos (n = 467). Concluíram que, enquanto as crianças de 6 anos de idade que não tinham ingerido água fluoretada apresentavam um Dft mais elevado na área com WF do que na área sem WF, as crianças de 11 anos de idade na área com WF que tinham ingerido água fluoretada durante aproximadamente 4 anos após o nascimento apresentavam um DFT significativamente mais baixo do que as da área sem WF. Isto sugere que o efeito sistémico da ingestão de flúor através da fluoretação da água pode ser importante para a prevenção da cárie dentária[50]

Armfield JM realizou um estudo para avaliar se o acesso à água pública fluoretada em New South Wales (NSW) está relacionado com a redução da experiência de cárie nas regiões de NSW e com a melhoria da saúde dentária das crianças desfavorecidas. Foram utilizados dados transversais da população sobre crianças que frequentaram o Serviço de Medicina Dentária Escolar em NSW em 2000 para calcular e comparar o número de dentes cariados, perdidos e obturados (dmft/ DMFT) em áreas com diferentes disponibilidades de água fluoretada nas regiões do Serviço de Saúde da Área de NSW (AHS). Também foram realizadas análises para verificar as diferenças de cárie entre comunidades fluoretadas e não fluoretadas em estratos de desvantagem socioeconómica e por estatuto indígena.

Foi obtida uma amostra total de 248.944 crianças com idades compreendidas entre os 3 e os 15 anos. A experiência de cárie na dentição decídua das crianças de 5-6 anos de idade e na dentição permanente das crianças de 11-12 anos de idade foi significativamente mais baixa para as crianças de áreas fluoretadas do que para as de áreas não fluoretadas em seis dos oito AHSs e seis dos 10 AHSs, respetivamente, onde as comparações puderam ser feitas. As crianças que vivem em áreas fluoretadas tiveram uma experiência de cárie mais baixa do que as crianças que vivem em áreas não fluoretadas, independentemente da desvantagem socioeconómica. Tanto as crianças indígenas como as não indígenas tiveram uma experiência de cárie reduzida em áreas fluoretadas em comparação com áreas não fluoretadas. Os autores sugerem que a fluoretação da água deve ser alargada às zonas de NSW que ainda não beneficiaram desta iniciativa bem sucedida de saúde pública para a prevenção da cárie[51]

Newbrun E fez uma revisão sobre a eficácia da fluoretação da água comunitária na redução das cáries dentárias, com base em inquéritos realizados na última década sobre a prevalência de cáries em comunidades fluoretadas e não fluoretadas nos Estados Unidos, bem como na Austrália, Grã-Bretanha, Canadá, Irlanda e Nova Zelândia. A eficácia é maior na dentição decídua, com um intervalo de 30 a 60% menos cáries nas comunidades fluoretadas. Na dentição mista (idades entre os 8 e os 12 anos), a eficácia é mais variável, com cerca de 20-40% menos cáries. Nos adolescentes (14-17 anos), a redução de cáries é de cerca de 15-35%. Devido à elevada mobilidade geográfica na nossa sociedade e à utilização generalizada de dentífricos com flúor, suplementos e outros agentes tópicos com flúor, tais comparações estão a tornar-se mais difíceis de realizar. Por conseguinte, a eficácia (e não a efetividade) da fluoretação da água diminuiu à medida que os benefícios de outras formas de flúor se espalharam para comunidades que não dispunham de fluoretação ideal da água[52]

Gillcrist JA, Brumley DE & Blackford JU realizaram este estudo para comparar a experiência de cárie dentária em comunidades fluoretadas e não fluoretadas. Um inquérito de saúde dentária concebido para recolher dados sobre a experiência de cáries e as necessidades de tratamento para fins de planeamento de saúde pública específico da comunidade foi realizado em escolas primárias públicas durante o ano letivo de 1996-97. Foram efectuados exames orais a 17.256 crianças, representando 93% das crianças residentes em 62 comunidades do Leste do Tennessee. Concluíram que a fluoretação da água estava significativamente relacionada com a experiência de cárie nas dentições primária (dfs) e permanente

(DMFS) e com a proporção de crianças sem cárie nas dentições primária e permanente. Quando os dados foram ajustados para o estatuto socioeconómico, raça e idade, os níveis de cárie foram 21% mais baixos na dentição decídua e 25% mais baixos na dentição permanente nas comunidades fluoretadas do que nas comunidades não fluoretadas. Além disso, a proporção de crianças sem cáries era maior nas comunidades fluoretadas do que nas não fluoretadas, em 19% na dentição decídua e 6% na dentição permanente [53]

Gama de concentrações terapêuticas de flúor utilizadas para prevenir as cáries[54]

Método/veículo	Concentração de fluoreto (ppm F)
Abastecimento de água	0.7-1.2
Sal fluoretado	200-250
Enxaguatório bucal, diariamente	230
Dentífricos, crianças	250-500
Enxaguatório bucal, semanal	920
Dentífricos para adultos	1,000-1,500
Géis ou enxaguamentos auto-aplicáveis, sujeitos a receita médica	5,000
Soluções aplicadas profissionalmente (NaF)	9,200
Soluções, géis e espumas aplicados profissionalmente (APF)	12,300
Soluções aplicadas profissionalmente $(SnF)_2$	19,500

Vernizes aplicados profissionalmente	22,600

FLUORETAÇÃO DA ÁGUA NA ESCOLA

A fluoretação da água das escolas proporciona benefícios a um número considerável de crianças com exigências mínimas em termos de pessoal, equipamento e fundos. Em áreas sem abastecimento público de água e onde o flúor não está naturalmente presente na água de poço, os programas de fluoretação escolar têm-se mostrado eficazes e seguros. Níveis mais altos de flúor são usados na água da escola do que na água pública devido ao tempo limitado que as crianças estão na escola. O custo relativamente baixo do equipamento e dos produtos químicos necessários pode ser facilmente justificado se se tiver em conta a quantidade de cáries dentárias que podem ser evitadas[55] . Foram recolhidos dados suficientes sobre a segurança e a eficácia da fluoretação escolar para justificar a sua adoção como medida de saúde pública em áreas que não dispõem de um abastecimento central de água [47]

Em 1988, nove estados tinham um sistema de fluoretação da água das escolas. Destes, Kentucky e Carolina do Norte tinham aproximadamente metade das 500 escolas. A concentração recomendada para o programa de fluoretação da água das escolas é atualmente de 4,5ppm. O custo da instalação, dos fornecimentos e da manutenção concorre com outras necessidades do orçamento escolar, juntamente com a formação de algum pessoal de limpeza e de apoio para o funcionamento contínuo, a manutenção e a monitorização da unidade [31]

Existem duas grandes preocupações relativamente à fluoretação da água das escolas. Em primeiro lugar, aos 6 anos de idade todos os dentes, exceto o 3rd molar, estão em fase avançada de mineralização, reduzindo assim os benefícios pré-eruptivos do flúor. Em segundo lugar, não há dados que indiquem a incidência esperada de cáries após a **graduação** [31]

Outra desvantagem da fluoretação escolar é que seu uso é limitado a áreas geográficas nas quais tanto a escola quanto o abastecimento de água em casa dos alunos têm níveis uniformemente baixos de flúor, que ocorrem naturalmente. Se alguns alunos estivessem a beber perto de níveis óptimos de fluoreto na água em casa e outros apenas níveis vestigiais, seria impossível estabelecer um nível alvo adequado para a fluoretação do abastecimento de água da escola[47]

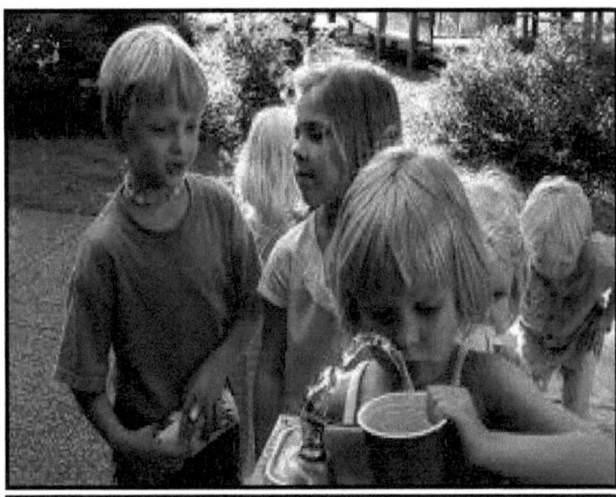

Fluoretação da água nas escolas

Fluoretação do sal

Trata-se de uma adição controlada de flúor ao sal doméstico com o objetivo de prevenir a cárie dentária[56] . O sal foi utilizado pela primeira vez em 1946 pela WESPI" na Suíça como veículo para a administração de flúor. Em 1961, o sal fluoretado estava disponível em 16 dos 25 cantões da Suíça. Existem pelo menos quatro estudos que estabelecem a eficácia do sal fluoretado para a prevenção da cárie dentária. Nos primeiros programas e estudos de fluoretação do sal, eram utilizados 90 mg de flúor por quilograma de sal. Os benefícios limitados alcançados a este nível levaram alguns investigadores a recomendar que a concentração de flúor no sal fosse aumentada para 200 a 300 mg por quilograma. No estudo que Toth está a realizar na Hungria"", o sal contém 250 partes/10" de fluoreto[47]

A fluoretação do sal constitui uma alternativa viável à fluoretação da água comunitária. A utilização de sal fluoretado é popular na Europa e em vários países das Américas. Os resultados de alguns dos primeiros países a utilizar este método de fluoretação (Suíça, Hungria, Colômbia) mostraram a diminuição da prevalência de cáries em sucessivas coortes comunitárias. A introdução mais alargada de sal fluoretado produziu reduções de cáries que variam entre 13,3 e 89,5 por cento. A interpretação dos resultados deve ser feita com o entendimento de que esses países tinham taxas iniciais variáveis de CPOD, exposição ao sal e concentração.37 Especificamente, a Costa Rica relatou um CPOD antes da fluoretação do sal (1984) de 9,1. A fluoretação do sal começou em 1987 e, em 1992, o seu CPOD era de 4,8 e, em 1999, o seu CPOD reportado era de 2,5.37 Relativamente à Jamaica (onde todas as formas de sal são fluoretadas), o seu CPOD antes da implementação era de 6,7 (1987) e, em 1995, o CPOD tinha sido reduzido para 1,1[57] . Na sua revisão sistemática, Gillespie *et al* (2007) referem que as vantagens da fluoretação do sal incluem que, como o sal é um componente essencial da dieta, pode chegar a todos os sectores da população. Além disso, a introdução parece menos controversa, não é limitada pela distribuição das estações de tratamento e a fluoretação é compatível com a iodização. Com o sal fluoretado a níveis de 250 mg/kg e um consumo de sal de mesa (doméstico) que varia entre 1 e 4 g/dia, uma pessoa consumiria 1 mg de flúor diariamente (dose óptima)[58] Assim, quando a maior parte do sal consumido por uma comunidade é fluoretado, a sua eficácia aproxima-se da observada com a fluoretação da água. Este facto torna-a uma importante medida de saúde pública[59] .

Assim, a fluoretação do sal é uma abordagem baseada na população e pode ser eficazmente implementada a nível escolar nos programas escolares de nutrição. Expõe as crianças ao flúor de forma passiva e tem mostrado bons resultados noutros países. O nível de flúor pode ser ajustado de acordo com as necessidades e os estudos demonstraram que é tão eficaz como a fluoretação da água[56] . No entanto, há hipóteses de aumento do risco de fluorose. Tem a desvantagem inerente de ser difícil de ajustar aos níveis subóptimos de fluoreto natural que ocorrem no flúor [35]

Fluoretação do leite

A utilização de leite fluoretado para a prevenção de cáries foi discutida pela primeira vez na década de 1950, quando, no Japão, foram adicionadas pastilhas de flúor às refeições escolares. Posteriormente, foram iniciados programas de fluoretação do leite no Louisiana, Suíça, Bulgária, China e Escócia. A Organização Mundial de Saúde (OMS) efectuou uma revisão sistemática e concluiu que a utilização de leite fluoretado deve começar antes dos 4 anos e continuar até à erupção dos primeiros molares. Não foram efectuados estudos sobre a eficácia da fluoretação do leite em adultos [60]

Inicialmente, 2,2 mg de fluoreto de sódio (1 mg de F) foram adicionados a ¼ litro de leite. Garrafas de leite de 250 ml, contendo 0,625 mg de fluoreto, foram introduzidas na Suíça e no Reino Unido. A redução de cáries observada foi de 60%.

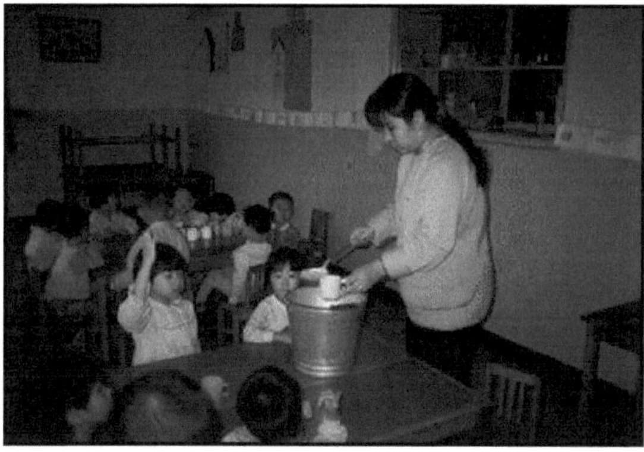

No entanto, Yeung *et al* (2008) referiram que, com base na sua revisão sistemática, não existiam estudos suficientes com provas de boa qualidade que examinassem os efeitos do leite fluoretado na prevenção da cárie dentária [61]

Na sua análise dos dados do NHANES, **Sohn, Burt e Sowers** (2006) descobriram que as crianças que tinham dietas com um "elevado teor de leite regular" apresentavam menos cáries do que as que tinham dietas ricas em "refrigerantes gaseificados". Continuam a afirmar que as crianças com "elevado teor de leite" tinhan níveis de cárie semelhantes aos das crianças com "elevado teor de água" [62]

No Chile, o flúor foi incluído no Programa Nacional de Alimentação Complementar (PNAC), que abrange 90% das crianças chilenas. Ao abrigo deste programa, é fornecido leite em pó fluoretado/derivados do leite às crianças até ao seu sexto aniversário, sem qualquer custo. As reduções percentuais nas pontuações médias do dmfs variaram entre 41% nas crianças de 4 anos e 78% nas crianças de 5 anos. Um estudo de acompanhamento (após a interrupção do programa do leite) relatou um aumento na experiência de cárie, mas não encontrou qualquer diferença estatística entre as comunidades de controlo e de teste nesse momento[60] A fluoretação do leite pode ser implementada a nível escolar, uma vez que faz parte integrante da dieta das crianças, pode ser colocada em todas as formas de leite (fresco, ultra tratado termicamente (UHT), em pó), pode ser integrada em programas de leite/almoço escolares existentes

Embora apenas alguns estudos em humanos tenham sido conduzidos em que o leite foi o veículo para a suplementação de flúor, envolvendo poucos participantes, os resultados destes estudos, no entanto, mostram um efeito positivo de prevenção de cáries. No entanto, são necessários mais dados clínicos antes que a fluoretação do leite possa ser recomendada para programas de prevenção de cáries[47] .

Um estudo de caso-controlo baseado no Reino Unido, com falhas metodológicas, investigou a utilização de leite escolar fluoretado durante um período de quatro anos em crianças com idades compreendidas entre os três e os cinco anos no início do estudo. Não se verificou qualquer redução das cáries na dentição primária e um impacto mínimo na dentição permanente. Outro estudo de caso-controlo sugere que o consumo de leite fluoretado por crianças em idade pré-escolar na China foi eficaz na prevenção de cáries nos dentes decíduos. [9]

Numa nota teórica, a fluoretação do leite tem certas desvantagens inerentes. Enquanto o consumo de água, sal e mesmo cereais e pão, que podem ser usados como veículos para a administração sistémica de flúor, aumenta durante a infância, este padrão inverte-se um pouco com o leite. Dificuldades técnicas e problemas de distribuição também podem ser impedimentos para os programas de fluoretação do leite[47] .

FLUORETOS TÓPICOS

Escovagem dos dentes supervisionada

A placa bacteriana é considerada a principal responsável pelo início da cárie dentária e da doença periodontal. O método mais eficaz de controlo da placa bacteriana, que exige menos despesas e proporciona o máximo benefício, é a utilização de dentífricos e escovas de dentes. Embora a ação mecânica da escovagem seja o principal meio de remoção da placa bacteriana, um dentífrico (ou seja, um pó dentífrico, uma pasta de dentes ou um gel) facilita o processo de higiene oral

A escova de dentes remove mecanicamente a placa bacteriana e limpa os dentes. Há provas de que a higiene oral era praticada pelos egípcios há 5000 anos; os romanos utilizavam palitos de dentes feitos de ossos e metais. Só em 1728 é que as escovas de dentes feitas de pelo de cavalo evoluíram, depois vieram as escovas manuais e agora estamos na era da escova de dentes eléctrica.

A escova de dentes tem as seguintes partes

1. Pega - agarrada à mão durante a escovagem dos dentes
2. Cabeça - a parte que trabalha e é constituída por tufos de cerdas ou filamentos
3. Haste - O local que liga a cabeça e a pega.[63]

Especificações da ADA

1. Comprimento: 1-1,25 polegadas
2. Largura: 5/6 -3/8 polegadas
3. Área de superfície: 2,54-3,2 cm
4. N.º de filas: 2-4 filas de escovas
5. Número de tufos - 5-12 por carreira
6. Número de cerdas: 80-85 por tufo
7. Diâmetro: para escovas macias 0,007 polegadas, para escovas médias 0,12 polegadas, para escovas duras 0,014 polegadas [63]

É evidente que a eficácia da escovagem dos dentes na limpeza da dentição será largamente influenciada pelo desenho da escova e pela técnica de escovagem. Verificou-se que a maioria das crianças escova menos de 20 segundos e que a única zona de escovagem que é favorecida são as superfícies vestibular e oclusal dos molares inferiores. É interessante verificar que a força aplicada pelas crianças é semelhante à exercida pelos pais.

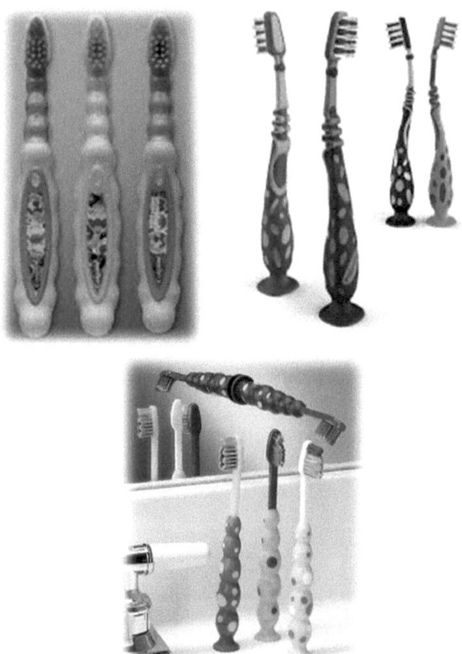

A investigação mais recente sobre a conceção de escovas de dentes para crianças indica que a escova mais adequada para crianças tem as seguintes características

i. 1 polegada de comprimento

ii. 0,36 polegadas de altura

iii. 11 filas triplas com a fila central de cerdas de 0,12 polegadas de diâmetro e cada fila exterior de cerdas de 0,008 polegadas de diâmetro.

Sugere-se geralmente a utilização de escovas de cerdas médias, uma vez que limpam melhor os dentes do que as escovas de cerdas duras ou macias e não causam lesões nos tecidos gengivais.

Foram introduzidos vários tipos diferentes de escovas de dentes eléctricas. Para as crianças deficientes que têm dificuldade em limpar os dentes, este tipo de escova é mais útil do que os tipos convencionais. Hall & Conroy verificaram que, quando utilizada por crianças em idade pré-escolar, a escova de dentes automática era superior à escova manual na remoção da placa bacteriana e dos resíduos, ao contrário dos pais que podem utilizar eficazmente ambos os tipos de escovas. Conroy e Melfi afirmaram que, num grupo de crianças dos 5 aos 15 anos, as escovas eléctricas eram mais eficazes do que as manuais. Owen referiu que não existem diferenças significativas na eficácia da escova de dentes manual ou eléctrica.

Existem várias técnicas de escovagem dos dentes, como a técnica de Bass, a técnica de Bass modificada, a técnica de Charter, a técnica de Roll, a técnica de Stillman e a técnica de Stillman modificada. Uma revisão recente enumera 6 das principais técnicas. No entanto, muitas delas não podem ser dominadas por crianças pequenas. Aparentemente, recomenda-se que seja ensinada às crianças uma técnica simples. Um desses métodos é a técnica de Fones. Neste método, com os dentes em oclusão, as superfícies labial e vestibular são escovadas com um movimento circular amplo. As superfícies lingual e oclusal são escovadas com uma ação de escovagem horizontal para dentro e para fora.

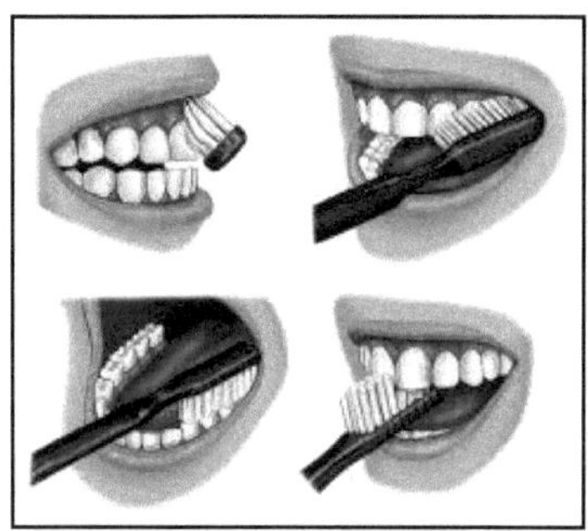

Método Fones de escovagem

Kimmelman referiu que a ação de esfregar é a melhor para desalojar os detritos de todas as superfícies e que a forma da arcada e as formas dos dentes na dentição primária são bem adaptadas aos movimentos de esfregar horizontais. Também se considera improvável que a gengiva seja danificada por esta técnica. Até que a criança saiba ver as horas a partir de um galo, um temporizador de vidro de areia de três minutos é útil para indicar o tempo de escovagem. [64]

Assim, ao nível primário, para a prevenção da cárie dentária, podem ser utilizadas medidas de controlo da placa bacteriana sob a forma de escovagem supervisionada dos dentes na escola. Na escola, as crianças podem ser obrigadas a escovar os dentes sob a supervisão de professores que as podem ensinar a dominar a técnica de escovagem adequada.

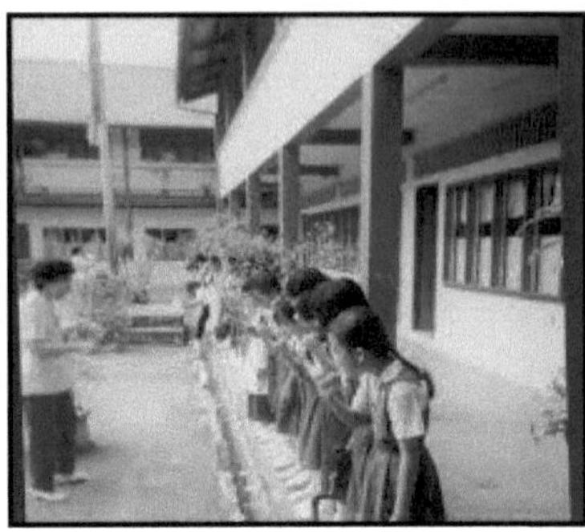

Escovagem dos dentes supervisionada na escola

Na sala de aula, 6-8 crianças podem ser ensinadas em grupo. Demonstra-se às crianças como remover uma sujidade imaginária entre a cutícula e a unha do polegar. É-lhes dado um copo, um guardanapo e um kit contendo uma escova de dentes em pastilha reveladora e um tubo de dentífrico com flúor. Devem ser ensinadas a dominar as 450 angulações e os movimentos vibratórios curtos e a escovar todas as superfícies dos dentes. Pede-se às crianças que mastiguem um agente revelador e que o façam circular pela boca durante 30 segundos para que vejam a mancha vermelha nos dentes, onde vivem as bactérias. Segue-se a escovagem sob supervisão, o que permite correcções adequadas e o reforço da técnica de escovagem.

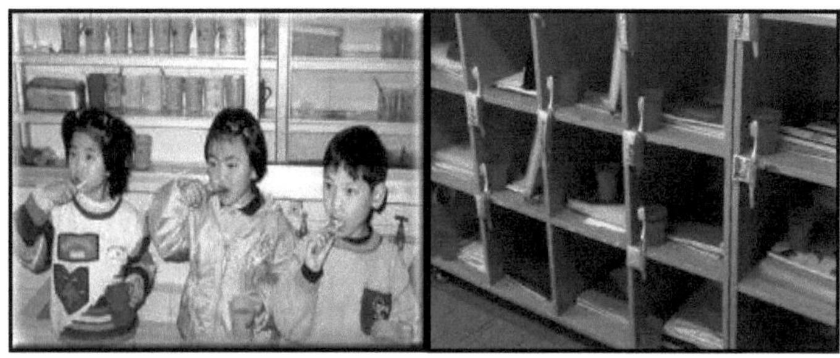

No entanto, para obter resultados duradouros, o educador deve esforçar-se por habituar o controlo diário da placa bacteriana e a utilização de dentífrico fluoretado como um objetivo e não como um exercício diário de escovagem dos dentes. Nesses programas, é necessário diferenciar entre o ensino do controlo da placa bacteriana como técnica e a utilização diária de medidas de controlo da placa bacteriana para manter o estado de saúde oral. O primeiro é aceite de bom grado pelos professores, enquanto o segundo é aceite com relutância devido ao compromisso diário a longo prazo com os procedimentos de saúde oral que infringe o tempo de ensino essencial. Por vezes, a tarefa de ensinar as crianças mais novas pode ser delegada em alunos voluntários do ensino secundário ou do quinto ano que desempenham funções de tutoria. Para as crianças mais velhas, podem ser utilizados programas gravados para estabelecer a sequência e a cadência da escovagem dos dentes, especialmente após a instrução inicial[31]

Este tipo de programa preventivo tem um atrativo inerente porque grupos muito grandes de crianças tratar-se-iam a si próprias sob a supervisão geral de profissionais itinerantes ou voluntários formados. O programa de escovagem não só proporciona benefícios cariostáticos como melhora a capacidade de escovagem dos dentes, o que resultaria numa melhoria da saúde gengival dos participantes, dos professores, dos pais e de toda a comunidade[42] . No entanto, o armazenamento diário, a substituição de escovas gastas e perdidas, a falta de abastecimento de água e a falta de um lavatório na escola são alguns dos obstáculos[31]

A utilização generalizada de flúor tem sido um fator importante no declínio da prevalência e gravidade da cárie dentária[65] . A pasta de dentes é o veículo de flúor mais utilizado no mundo e é geralmente considerada como o fator individual mais importante na baixa incidência de cáries que se verifica atualmente em países de elevado rendimento (Bratthall, 1996). Funciona melhor para prevenir as cáries quando uma pequena quantidade está presente na cavidade oral. A escovagem 2-3 vezes por dia é um excelente método para manter o flúor ambiente na cavidade oral[43] Os dentífricos devem ser capazes de limpar a superfície acessível do dente, polir a superfície acessível do dente, diminuir a incidência de cáries dentárias, promover a saúde gengival e proporcionar uma sensação de limpeza oral, incluindo o controlo do odor da boca. Em 1954, foi publicado o primeiro relatório sobre a utilização de dentífricos contendo fluoreto estanoso (0,4%)[31] Foram realizados muitos outros estudos sobre dentífricos contendo fluoreto. A partir destes estudos, pode concluir-se que várias formulações que contêm fluoreto estanoso ou fluoreto de sódio ou monofluorofosfato de sódio têm propriedades anticariogénicas e reduzem a cárie dentária[51] Com base num conjunto considerável de informações, uma revisão examinou os resultados de todos os estudos publicados sobre dentífricos e concluiu que a utilização de fluoreto de sódio com um sistema abrasivo altamente compatível, como a sílica hidratada ou partículas acrílicas, é o sistema de dentífrico mais eficaz para a prevenção da cárie. Atualmente, a maioria dos produtos contém fluoreto de sódio ou monofluorofosfato de sódio como ingrediente ativo, geralmente em concentrações de 1000-1100 mg F/g. A Comunidade Europeia e a U.S. Food & Drug Administration continuam a manter 1.500 mg F/g como limite máximo para as concentrações de flúor. A pasta dentífrica com flúor é um fator de risco para a fluorose dentária ligeira quando é iniciada na primeira infância (2-3 anos) e especialmente quando a pasta dentífrica é de força adulta (Pendry's 1998, Tabari et al 2000). Na procura de um produto de força infantil, os ensaios que comparam a pasta dentífrica com 250 mg F/g de pasta dentífrica com 1000 mg F/g produziram resultados contraditórios (Forstman 1974, Koch et al 1982, Mitropoulos et al 1984).12 & 0,38 mg de pasta dentífrica por escovagem (Beltran & Szpunar, 1988) e engolem mais flúor da formulação para adultos do que da formulação para crianças (Bentley et al, 1999), espera-se que uma pasta dentífrica com menor teor de flúor possa reduzir o risco de fluorose, mantendo substancialmente os benefícios de prevenção de cáries. Além disso, a fluorose induzida pela pasta de dentes pode ser reduzida com uma educação pública bem orientada sobre como reduzir a ingestão de pasta de dentes pelas crianças[42]

Foi demonstrado que a pasta de dentes com cálcio e fosfato adicionados ao flúor previne mais cáries do que uma pasta de dentes só com flúor num ensaio clínico com crianças durante 2 anos (Boneta et al, 2001Siva et al, 2001) O flúor na pasta de dentes é absorvido diretamente pela desmineralização (Reintsema et al 1985, Stookey et al 1985) & também aumenta a concentração de flúor na placa dentária (Duckworth et al 1989, Sidi 1989), deixando assim uma reserva de flúor disponível para remineralização quando o pH desce (Schafer 1989)[31]

<u>Frequência de escovagem dentária supervisionada com um dentífrico de fluoreto estanoso e redução de cáries</u>

Estudo	Frequência de escovagem	Idade dos sujeitos (anos)	Duração do estudo	Redução do DMFS
Jordânia 1959	1x dia	8-12	2 anos	21%
Horowitz 1966	1x dia + uso doméstico ad libitum	6-10	2 anos	21%
Peffley 1960	3x dia	10-15	2 anos	46%
Bixler 1962	3x dia	12-16	8 meses	45%

Uma meta-análise de oito ensaios clínicos sobre o aumento de cáries em crianças em idade pré-escolar também mostra que a escovagem com pasta dentífrica fluoretada reduz significativamente a prevalência de cáries dentárias na dentição primária. Um "esfregaço" de pasta dentífrica fluoretada para crianças com menos de dois anos de idade em risco de cárie dentária pode diminuir o risco de fluorose.

Uma quantidade de pasta dentífrica do tamanho de uma ervilha é adequada para crianças dos dois aos cinco anos de idade. Para maximizar o efeito benéfico do flúor na pasta dentífrica, o enxaguamento após a escovagem deve ser reduzido ao mínimo ou totalmente eliminado [66]

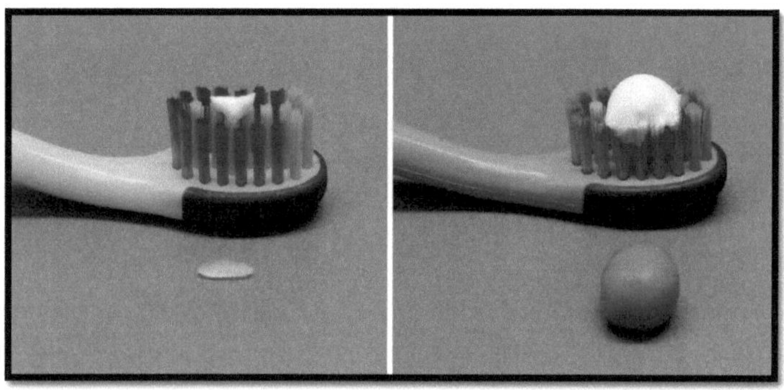

Uma revisão sistemática Cochrane de 70 ensaios concluiu que havia provas da eficácia das pastas dentífricas com flúor na prevenção da cárie dentária em crianças e adolescentes, em comparação com o placebo. A magnitude do efeito foi medida como uma fração prevenida de 24%, ou seja, 24% das cáries dentárias podem ser prevenidas através da escovagem com pasta dentífrica com flúor. Isto significa que 1,6 crianças precisam de escovar com um dentífrico com flúor (em vez de um dentífrico sem flúor) para prevenir um D(M)FS em populações com um incremento de cáries de 2,6 D(M)FS por ano. Em populações com incremento de cárie de 1,1 D(M)FS por ano, 3,7 crianças terão de usar um dentífrico com fluoreto para evitar um D(M)FS. Houve uma clara heterogeneidade, confirmada estatisticamente ($P < 0,0001$). O efeito do creme dental com fluoreto aumentou com níveis basais mais altos de D(M)FS, maior concentração de fluoreto, maior frequência de uso e escovação supervisionada, mas não foi influenciado pela exposição à fluoretação da água. Há pouca informação sobre a dentição decídua ou efeitos adversos (fluorose) [67]

Uma revisão sistemática sueca de 54 ensaios também encontrou evidências para apoiar o efeito preventivo de cáries da escovagem diária com pasta dentífrica com flúor na dentição permanente jovem. Esta revisão comparando a pasta de dentes com flúor com um placebo mostrou uma fração prevenida de 24,9%. [9]

Os resultados de extensos ensaios clínicos, sobretudo em crianças, sobre a eficácia dos dentífricos fluoretados são relevantes para as estratégias destinadas a travar ou inverter a progressão das lesões iniciais e para as intervenções mais eficazes no tratamento de pessoas identificadas como estando em risco elevado de cárie[61]

O estudo realizado pelos investigadores do Cochrane Oral Health Group sugeria anteriormente que as pastas dentífricas fluoretadas deveriam conter uma concentração mínima de 1000 partes por milhão (ppm) para prevenir as cáries dentárias nas **crianças** da Grã-Bretanha. No entanto, num segundo estudo relacionado com 73.000 crianças em todo o mundo (ensaio clínico 73), os autores concluíram que as pastas de dentes com uma concentração de flúor inferior a 1.000 ppm eram apenas tão eficazes como as pastas de dentes sem flúor. Do ponto de vista da saúde pública, o risco de cárie dentária e as suas consequências, como a dor e a extração, é maior do que o pequeno risco de fluorose. O estudo sugere que escovar os dentes de uma criança com pasta dentífrica contendo flúor antes dos 12 meses de idade pode estar associado a um risco acrescido de fluorose ligeira. A ingestão de grandes quantidades de pasta dentífrica pode ainda causar fluorose em crianças até aos 6 anos de idade, quando os dentes permanentes ainda estão a desenvolver-se, mas a utilização de uma pequena quantidade cuidadosamente sob supervisão reduzirá estes riscos. No entanto, as crianças terão de engolir grandes quantidades de pasta dentífrica durante um período de tempo mais longo para desenvolverem manchas castanhas graves nos dentes, e é provável que o benefício para a saúde da prevenção da cárie ultrapasse o risco de fluorose [47]

Outras análises relativas à escovagem de dentes supervisionada na escola

Um programa escolar de escovagem de dentes, o Clean Teeth Wicked Smiles, que trabalha com crianças de escolas primárias aborígenes rurais em North South Wales, tem tido algum sucesso na promoção da saúde oral. As sessões de literacia em saúde oral foram integradas no currículo de saúde. São fornecidas escovas de dentes e pasta de dentes gratuitas. Foi registado um aumento estatisticamente significativo do número de crianças que escovam os dentes duas ou mais vezes por dia, bem como um aumento do número de crianças com uma escova de dentes. O programa foi desenvolvido após um processo de consulta à comunidade e é apoiado pela direção do serviço de saúde local controlado pela comunidade aborígene e pelos profissionais de saúde locais. Provou ser uma iniciativa positiva para apresentar as crianças ao pessoal de saúde dentária e para as recrutar para tratamento.

Os programas de escovagem dentária supervisionada em ambientes de cuidados infantis conseguiram uma redução de até 40% na cárie dentária. Todos estes estudos foram realizados em áreas não fluoretadas e, na sua maioria, com crianças que provavelmente não estavam a escovar os dentes duas vezes por dia com pasta dentífrica com flúor em casa. Tal como acontece com os programas de escovagem de dentes nas escolas, é mais provável que os programas direccionados para os estabelecimentos de cuidados infantis sejam rentáveis. Foram encontrados nove estudos (com onze artigos) em que a escovagem de dentes nas escolas era um elemento chave da intervenção. Os programas com maior evidência de prevenção da cárie dentária foram os da Escócia, Londres, Inglaterra e Jordânia. Os programas de escovagem de dentes nas escolas também podem ser integrados noutros programas de saúde, como nas Filipinas, e ser um ponto de entrada útil para envolver as crianças, as escolas e a comunidade nos serviços de saúde dentária, como na zona rural de New South Wales.

Dois programas não conseguiram uma redução da cárie dentária: um estudo chinês que mostrou impactos positivos noutros aspectos da saúde oral e um estudo de Queensland que utilizou pasta dentífrica forte para crianças numa área não fluoretada. Um programa nos Países Baixos conseguiu um aumento da frequência de escovagem dos dentes enquanto o programa estava a decorrer, mas estas melhorias não foram sustentadas. A sustentabilidade também foi um problema num estudo rural vitoriano: a escovagem supervisionada cessou quando o principal responsável deixou a escola.

Um programa dentário escolar de três anos na China, que incluía escovagem de dentes supervisionada diariamente e aulas mensais de saúde oral, mostrou impactos significativos na saúde das gengivas, aumento da escovagem de dentes e da frequência de clínicas dentárias, consumo menos frequente de bolos e biscoitos e aumento dos conhecimentos, atitudes e comportamentos dos professores e dos pais em matéria de saúde oral. No entanto, não foi demonstrado qualquer impacto estatisticamente significativo nas taxas de cárie dentária após três anos. Este facto pode ser atribuído à limitada adesão à escovagem dos dentes duas vezes por dia com pasta dentífrica com flúor, mesmo nas escolas intervencionadas, onde apenas cerca de metade das crianças seguiram esta prática.

Os impactos a longo prazo dos programas de escovagem dentária supervisionada foram demonstrados numa zona desfavorecida e não fluoretada da Escócia. Um programa de controlo aleatório que empregava mães durante uma hora por dia para supervisionar as crianças de cinco anos a escovar os dentes na escola mostrou uma redução de 32 a 56% na cárie dentária nos primeiros dentes molares permanentes (adultos). Foram fornecidas escovas de dentes, pasta de dentes com flúor para adultos, tabelas de escovagem dos dentes e estrelas de papel para colar na tabela, para as crianças levarem para casa. As crianças recebiam recompensas pela escovagem duas vezes por dia. O programa decorreu durante 30 meses. Uma redução de 20-26 por cento da cárie dentária foi evidente seis anos e meio após o final do programa164 - força da evidência Além disso, as crianças do grupo de intervenção tinham 29 por cento menos cáries grandes nos dentes permanentes que não tinham irrompido durante o programa. Isto fornece evidências de que o programa resultou num efeito a longo prazo nos hábitos de escovagem dos dentes.

Numa área desfavorecida não fluoretada em Londres, Inglaterra, a escovagem de dentes supervisionada por professores com pasta dentífrica com flúor (1.400 ppm), levou a reduções nas cáries dentárias, em comparação com escolas de controlo, de 11 a 21% durante os 21 meses do programa. Ao contrário do programa escocês mencionado acima, não houve envolvimento dos pais nem fornecimento de pasta de dentes e escovas para uso doméstico. Não se sabe se os professores ficaram satisfeitos por continuarem a supervisionar a escovagem e se o impacto foi sustentado.

No programa de quatro anos da Jordânia, os alunos do ensino primário que escovavam os dentes diariamente na escola tinham até seis vezes menos probabilidades de desenvolver cáries dentárias do que as crianças que não escovavam os dentes.

Não é provável que os programas de escovagem de dentes nas escolas sejam rentáveis quando as crianças já estão a escovar os dentes (com pasta dentífrica com flúor) duas vezes por dia. Um programa realizado nos Países Baixos durante três anos, que envolveu a escovagem de dentes supervisionada por professores na escola, mostrou que era possível obter melhorias significativas na frequência de escovagem de dentes em crianças dos 7 aos 10 anos de idade, enquanto o programa estava a decorrer, mas estas melhorias não se mantiveram quando examinadas um ano após o programa ter terminado.

É provável que os programas de escovagem dentária supervisionada sejam mais rentáveis quando as taxas de cárie dentária das crianças são elevadas, quando não existe fluoretação da água e quando as crianças não estão a escovar com pasta dentífrica com flúor duas vezes por dia. As ligações a casa aumentam as hipóteses de impactos sustentados; por exemplo, fornecer às famílias pasta dentífrica, escovas de dentes, tabelas de escovagem e autocolantes foi um aspeto fundamental do programa escocês bem sucedido.

Os programas de escovagem de dentes nas escolas oferecem uma oportunidade de se envolver com os pais e a comunidade para discutir questões como a importância de escovar os dentes duas vezes por dia com uma pasta dentífrica com flúor e de evitar lanches açucarados. Os programas podem ser uma iniciativa positiva para apresentar as crianças ao pessoal de saúde dentária e, assim, recrutá-las para tratamento. Os professores e o pessoal de cuidados infantis têm muitas exigências no seu tempo, pelo que a supervisão da escovagem dos dentes pode não ser adequada. As opções para a supervisão incluem o recurso a estudantes mais velhos e a mães pagas (uma hora por dia). Esta última abordagem proporciona uma oportunidade de emprego que pode ser útil para os pais que pretendem entrar ou reentrar no mercado de trabalho. É necessário um apoio escolar a longo prazo. A integração com outras questões de saúde aumenta a probabilidade de sustentabilidade. Os programas podem ser estabelecidos de forma oportunista, como a implementação de programas de escovagem de dentes após o pequeno-almoço escolar. A concentração de flúor da pasta de dentes utilizada pode ter de ser mais elevada em comunidades sem fluoretação sistémica.

Podem ser ultrapassadas potenciais barreiras como o controlo de infecções, o armazenamento das escovas e o acesso a escovas e pasta a preços acessíveis. Em algumas comunidades aborígenes existem muitas barreiras que tornam menos provável a escovagem duas vezes por dia com pasta dentífrica com flúor. As barreiras incluem não ter água corrente ou casa de banho, não ter escova de dentes em casa, casas sobrelotadas com dificuldade em encontrar um local seguro para guardar a escova de dentes e crianças com várias casas onde podem dormir.[22]

Walsh ***et al*** (2010) examinaram diferentes concentrações de flúor em pastas dentífricas e a sua eficácia na redução de cáries. Os autores descobriram que as pastas dentífricas com pelo menos 1000 ppm de flúor conferiam os maiores benefícios preventivos. De tal forma que, à medida que a concentração de flúor aumenta nas pastas dentífricas, aumenta também a fração prevenida (relação dose-resposta). Isso não se aplica aos cremes dentais com 440 a 550 ppm de flúor (formulações infantis), que não mostraram nenhuma diferença estatisticamente significativa em relação ao placebo. É importante perceber que o uso de pastas dentífricas com concentrações mais elevadas de flúor em crianças deve ser ponderado em relação ao risco de fluorose do esmalte e depende do consumo de flúor de fundo [68]

Um estudo jordano recente, que analisou o papel das instruções intensivas de higiene oral com escovagem supervisionada em comparação com a higiene oral, concluiu que, após um período de acompanhamento de 4 anos, as pessoas do grupo de controlo (apenas instruções de higiene oral) tinham 6,4 vezes mais probabilidades de desenvolver cáries (para crianças de 6 anos)[69] .

Axelsson P e Lindhe J realizaram um estudo sobre o efeito de um programa de controlo da placa bacteriana em

Gengivite e Cárie Dentária em Crianças em Idade Escolar, iniciado em 1971. Desde o início do estudo, participaram 216 crianças. Tinham 7 a 8 (Grupo 1), 10 a 11 (Grupo 2) e 13 a 14 (Grupo 3) anos de idade e foram divididas em grupos de teste e de controlo. As observações feitas em ensaios com crianças e adultos demonstram a possibilidade de estabelecer e manter condições mais ou menos livres de placa bacteriana em indivíduos sujeitos a instruções de higiene oral frequentemente repetidas e à limpeza mecânica dos dentes. As crianças e os adultos que cumprem elevados requisitos de higiene oral não apresentam sinais de gengivite e periodontite e praticamente não desenvolvem cáries[70]

O estudo trienal teve início em 2005 e incluiu 911 alunos do segundo ano e 1491 alunos do quarto ano das escolas primárias de Banjaluka. O estudo foi concluído em 2008. No ano letivo de 2007/08, foram reexaminados 885 alunos do quarto ano (examinados em 2005 como alunos do segundo ano) que estavam abrangidos pelo programa de prevenção. O programa de prevenção aplicado nas escolas primárias de Banjaluka desde 2005 diminuiu o número de doenças orais e melhorou a higiene oral entre as crianças que participaram neste programa. Os programas de prevenção incluem: 1) exame dentário obrigatório para as crianças antes de iniciarem o primeiro ano e educação dos pais sobre a importância da higiene oral; 2) medidas preventivas nos gabinetes dentários das escolas (identificação da placa bacteriana, selagem de fissuras, obturações preventivas, aplicação local de flúor) e 3) escovagem dos dentes com soluções de flúor (concentrações suaves de 2000 ppm) duas vezes por mês, sob controlo profissional e demonstrações em modelos educativos[71] .

Horowitz et al efectuaram um estudo para verificar os benefícios de um programa de remoção de placa bacteriana baseado na escola. As crianças do 5º ao 8º ano foram incluídas num estudo concebido para determinar o efeito na higiene oral, na inflamação gengival e na cárie dentária da remoção da placa dentária através da utilização diária supervisionada do fio dentário e da escovagem dos dentes na escola. Foi utilizado um dentífrico sem flúor. Os controlos não receberam instruções sobre os procedimentos de remoção da placa bacteriana nem participaram em actividades de remoção da placa bacteriana na escola. Durante três anos lectivos, os alunos do grupo tratado praticaram a remoção diária da placa bacteriana, supervisionados por pessoal treinado. Todos os participantes foram examinados inicialmente quanto à placa bacteriana (PHP), inflamação gengival (DHC) e cárie dentária (DMFS). As raparigas do grupo de tratamento mostraram uma redução significativa (28%) nas pontuações médias da placa bacteriana e, para raparigas e rapazes, as alterações médias nas pontuações da gengivite foram significativamente reduzidas (40% e 17%, respetivamente). As pontuações médias incrementais ajustadas da superfície DMF foram 13% mais baixas no grupo de tratamento do que no grupo de controlo. A diferença entre os grupos não foi estatisticamente significativa e foi explicada inteiramente pelos resultados nas superfícies mesial e distal (26%). Esta diferença aproximou-se da significância estatística (P= 0,07) [72]

Este estudo mediu a cárie dentária em crianças após o fim de um ensaio clínico aleatório de 30 meses, no qual o grupo de intervenção recebeu escovagem de dentes supervisionada uma vez por dia na escola com pasta dentífrica com 1000 ppm de flúor e um pacote de apoio domiciliário que encorajava a escovagem de dentes duas vezes por dia. O grupo sem intervenção não escovou os dentes na escola nem recebeu o pacote de apoio domiciliário. As crianças tinham 5 anos de idade no início do estudo e foram examinadas de 6 em 6 meses durante o ensaio, e depois aos 6, 18, 30 e 54 meses após o fim do ensaio. No final do ensaio, registou-se uma redução significativa do desenvolvimento de cáries nos primeiros molares permanentes das crianças intervencionadas. Das 428 crianças que foram examinadas no final do ensaio, 329 (77%) foram examinadas 54 meses mais tarde, quando as crianças tinham, em média, 12 anos de idade. O grupo de intervenção com menos cáries ainda tinha cáries (D_3 FS caries increment 1.62) do que as crianças sem intervenção (D_3 FS caries increment 2.65, $p < 0.05$). Foram encontrados benefícios prolongados para as crianças intervencionadas, principalmente na redução de cáries nos primeiros molares permanentes. Um acompanhamento posterior, numa idade em que os segundos molares e os pré-molares já tenham irrompido, ajudará a determinar se este benefício se deve a uma alteração comportamental a longo prazo ou a um efeito biológico prolongado [73]

Ulrika Lindmark, Thi Thu Hien Do, Quang Trung Do e Ann Bengtson realizaram um estudo para avaliar a eficácia da higiene oral após o ensino supervisionado da escovagem dos dentes em crianças de seis anos de idade numa escola primária do Vietname. Tratou-se de um estudo piloto com um desenho prépós-teste em que participaram 46 crianças de seis anos de idade, numa escola primária em Hanói. Foi ensinado o método de escovagem de dentes de Bass modificado. A higiene oral, ou seja, a placa dentária, foi avaliada em cada superfície dentária antes do ensino da escovagem dos dentes e após uma semana. Resultados: Verificou-se uma melhoria distinta e significativa nas competências de escovagem dos dentes entre as crianças de seis anos de idade de ambos os sexos após o ensino da escovagem dos dentes. A taxa de placa dentária foi reduzida em 40% após a formação. Foi possível observar uma melhoria na limpeza nas quatro superfícies dentárias (vestibular, lingual, mesial e distal). Conclusão: A educação escolar sobre a técnica de escovagem dos dentes é muito eficaz para melhorar a higiene oral entre as crianças de seis anos.[74]

O objetivo deste artigo foi relatar os resultados relativos ao efeito preventivo da cárie das pastas dentífricas com flúor em vários grupos etários, com especial ênfase na concentração de flúor e na escovagem supervisionada versus não supervisionada. Os resultados revelaram fortes evidências (nível 1) (i) para o efeito preventivo da cárie do uso diário de pasta dentífrica com flúor em comparação com placebo na dentição permanente jovem (PF 24,9%), (ii) que as pastas dentífricas com 1500 ppm de flúor tiveram um efeito preventivo superior em comparação com os dentifrícios padrão com 1000 ppm F na dentição permanente jovem (PF 9,7%), e (iii) que foram registadas maiores reduções de cárie em estudos com escovagem supervisionada em comparação com a não supervisionada (PF 23,3%). No entanto, foi encontrada evidência incompleta (nível 4) relativamente ao efeito da pasta dentífrica com flúor na dentição decídua.

Em conclusão, esta revisão reforçou a importância da escovagem diária com pastas dentífricas fluoretadas para a prevenção da cárie dentária, embora ainda faltem estudos a longo prazo em grupos etários que não crianças e adolescentes.[75]

O objetivo do presente estudo foi avaliar o efeito de um programa dentário abrangente de 10 anos, cuja parte preventiva consistia principalmente na escovagem supervisionada dos dentes. O grupo de estudo foi constituído por crianças em idade escolar dos 7 aos 14 anos, mais tarde dos 6 aos 16 anos, em Rygge, uma comunidade de 10500 habitantes situada 65 km a sudeste de Oslo. As medidas preventivas incluíam a escovagem supervisionada dos dentes cinco vezes por ano com uma solução de fluoreto de sódio a 1,0% em 1967/68. Desde 1973, o pessoal dentário tem utilizado em vez disso gel de NaF a 0,6-0,9%. Contudo, foram introduzidas algumas modificações, nomeadamente as seguintes: as escovas de dentes foram distribuídas para utilização nas escolas e guardadas em caixas adequadas para cada turma, a solução/gel era aromatizada, o tamanho dos grupos não excedia oito pessoas de cada vez e as escovagens eram rigorosamente cronometradas com um temporizador automático. Um tratamento adicional de prevenção de cáries foi introduzido em 1976 por um dentista que iniciou a limpeza profissional dos dentes de alguns pacientes de alto risco de um distrito. Concluíram que a mudança para melhores condições de saúde oral e a redução da prevalência de cáries foram razoavelmente atribuídas à escovagem supervisionada, talvez com ênfase na forma como foi efectuada. Embora se possa esperar algum efeito motivacional e educativo das escovagens repetidas, o flúor foi considerado o fator decisivo[76]

Este estudo foi efectuado para estimar a relação custo-eficácia, numa perspetiva social, de sete programas de prevenção da cárie dentária em crianças em idade escolar no Chile: três programas de base comunitária: fluoretação da água, fluoretação do sal e selantes dentários; e quatro programas de base escolar: fluoretação do leite; bochechos fluoretados (FMR); APF-Gel e escovagem supervisionada com pasta dentífrica fluoretada. Concluíram que os programas individuais que utilizam uma aplicação de APF-Gel, selantes dentários e escovagem dentária supervisionada com pasta dentífrica fluoretada representam custos para a sociedade por cada dente doente evitado de 21,30, 11,56 e 8,55 dólares, respetivamente. Com base no custo necessário para prevenir um dente cariado entre as crianças em idade escolar, a fluoretação com sal foi a mais rentável, sendo o APF-Gel classificado como o menos rentável. Os resultados confirmam que a maioria das intervenções contra a cárie dentária baseadas na comunidade/escola são utilizações rentáveis dos recursos financeiros da sociedade[77]

Este estudo teve como objetivo avaliar o efeito do uso do fio dental na presença de placa bacteriana e gengivite em estudantes escolares que realizam uma higiene oral supervisionada. Trinta e três não utilizadores de fio dentário foram seleccionados de um painel maior. O estudo teve uma fase preliminar de 21 dias, seguida de duas fases experimentais de 21 dias, separadas por um intervalo de 21 dias. O estudo foi cruzado e cego com dois grupos experimentais. A adição do fio dental à escovagem foi atribuída a um grupo em cada fase. Foram fornecidas instruções sobre a escovagem e o uso do fio dentário no início, com reinstrução duas vezes por semana. O Índice de Placa Visível (VPI) e o Índice de Sangramento Gengival (GBI) foram determinados no início e no final de cada fase. O estudo concluiu que um regime de escovagem produziu reduções significativas na presença de VPI e GBI tanto em locais livres como interproximais; a inclusão do fio dental no regime não representou melhorias significativas relativamente ao VPI [78]

Foi efectuado um ensaio clínico aleatório controlado sobre a escovagem supervisionada dos dentes durante o período escolar com pasta dentífrica com 1000 ppm de flúor e escovas fornecidas para uso doméstico. Uma turma de cada escola foi afetada à intervenção e comparada com um controlo dentro da escola durante um período de 2 anos. Os exames dentários foram efectuados por um examinador sem conhecimento de causa, com intervalos de 6 meses. O estudo concluiu que não houve diferença significativa entre os grupos no incremento de cáries nos dentes decíduos após 2 anos. No entanto, após 2 anos, houve uma cárie significativamente menor nos molares permanentes no grupo de intervenção, com 32% menos lesões de D_1 (95% CI 4-60%) e 56% menos lesões de D_3 (95% CI 13-101%). Assim, um programa de escovagem de dentes supervisionado e direcionado, com apoio para utilização em casa, resultou numa redução significativa do incremento de cáries[79]

Outro estudo longitudinal teve como objetivo testar a eficácia de um programa de prevenção da cárie baseado na escola, comparando o estado da cárie dentária de dois grupos, um grupo de estudo (436 crianças) e um grupo de controlo (420 crianças) durante um período de 4 anos. O grupo de estudo recebeu um programa preventivo que consistiu em sessões intensivas de instruções de higiene oral, escovagem dentária supervisionada diária com pasta dentífrica fluoretada nas escolas. O estado do grupo de controlo das crianças do grupo de estudo era melhor do que o do grupo de controlo. A diferença foi estatisticamente significativa (P-value 0,001). As estimativas dos valores de risco relativo também mostraram que as crianças do grupo de controlo têm um risco 3,1 e 6,4 vezes maior de ter cáries dentárias do que as do grupo de estudo para os grupos etários dos 12 e 6 anos, respetivamente. Este estudo prova que a escovagem dentária diária supervisionada com pasta dentífrica fluoretada é bem sucedida no controlo da cárie dentária em crianças[80]

As escolas são um local habitualmente utilizado para a educação para a saúde dentária, a promoção da saúde e as intervenções com agentes preventivos. No entanto, os programas tradicionais de educação para a saúde dentária raramente são concebidos para serem agentes de mudança eficazes A escovagem dos dentes duas vezes por dia com pasta dentífrica com flúor tem demonstrado consistentemente ser um comportamento importante para controlar a cárie dentária nas crianças. Idealmente, os pais incorporam a escovagem duas vezes por dia na rotina de higiene dos seus filhos. As famílias onde a escovagem é irregular estão sobre-representadas em áreas de privação socioeconómica e os efeitos da higiene oral irregular são frequentemente agravados por dietas cariogénicas. Por conseguinte, em comunidades com elevados níveis de cárie, uma abordagem comunitária orientada para a prevenção pode proporcionar benefícios adicionais, através de programas de flúor ministrados na escola. É essencial que os programas de educação para a saúde dentária sejam concebidos de modo a reconhecer o contexto social, cultural e ambiental em que os comportamentos ocorrem. Além disso, são desenvolvidas orientações baseadas em provas sobre os componentes necessários para que os programas aumentem a sua eficácia no estabelecimento do comportamento-chave de escovagem dos dentes duas vezes por dia com pasta dentífrica fluoretada[81]

O objetivo deste estudo foi determinar se a escovagem de dentes supervisionada pelo professor, uma vez por dia, na escola, durante o período escolar, com pasta dentífrica comercial contendo 1.450 ppm de flúor, poderia reduzir a cárie dentária em crianças do ensino primário, quando comparada com crianças da mesma comunidade que não receberam esta intervenção. Um total de 517 crianças (idade média de 5,63 anos) foram recrutadas para o estudo. Os professores das turmas foram treinados individualmente pelo mesmo higienista dentário numa técnica de escovagem de dentes adequada para crianças pequenas. As crianças do grupo de intervenção escovavam os dentes uma vez por dia na escola. Em conclusão, este estudo sugere que um programa de escovagem de dentes diária supervisionada pelo professor com pasta dentífrica com flúor pode ser eficazmente direcionado para comunidades socialmente desfavorecidas e que uma redução significativa da cárie dentária pode assim ser alcançada, especialmente entre as crianças susceptíveis à cárie[82]

A escovagem supervisionada demonstrou ser importante para regular a quantidade de pasta de dentes aplicada na escova e a tendência das crianças pequenas para engolir grandes quantidades de pasta de dentes, aumentando assim o risco de fluorose. Duas revisões sistemáticas fornecem provas de maiores reduções de cáries com a escovagem supervisionada em comparação com a escovagem não supervisionada. A revisão sueca demonstrou uma fração evitada de 23,3% com a escovagem supervisionada. A revisão Cochrane concluiu que a escovagem não supervisionada resultou numa fração evitada 10% inferior à escovagem supervisionada e à escovagem supervisionada com pasta dentífrica com flúor >1.000 ppmF aumenta o número de crianças livres de cáries, mesmo em grupos com baixo índice de cáries Um ensaio clínico randomizado escocês concluiu que as crianças de cinco anos de idade que escovavam diariamente sob supervisão com pasta dentífrica com flúor apresentavam significativamente menos lesões de cárie nos primeiros molares permanentes recém-erupcionados no final do estudo de escovagem supervisionada (32% menos lesões d1 e 56% menos lesões d3 do que as crianças do grupo sem intervenção) [9]

Nas Filipinas, a iniciativa *"Fit for School"* tem por objetivo ligar recursos de saúde, nutrição e educação num único local. As escolas funcionam como uma segunda casa para as crianças e são ideais para familiarizar as crianças com hábitos que beneficiam a sua saúde. O programa inclui a lavagem diária das mãos com sabão, a escovagem diária dos dentes com pasta de dentes fluoretada e a desparasitação bianual. O programa tem sido bem-sucedido e económico e pode ser implementado em áreas com poucos serviços [83]

Um estudo interessante de **Davies *et al*** (2001) analisou o impacto da pasta de dentes fluoretada gratuita nas cáries em crianças de baixo estatuto socioeconómico em Inglaterra.13 A pasta de dentes fluoretada (1450 ppm e 440 ppm) foi enviada por correio para as crianças participantes de 12 em 12 semanas, dos 12 meses aos 5,5 anos de idade. Incluídas no correio estavam dicas de saúde dentária (escovagem duas vezes por dia com uma quantidade de pasta dentífrica do tamanho de uma ervilha) e foi fornecida uma nova escova de dentes todos os anos.13 Na conclusão do ensaio, foi observada uma redução estatisticamente significativa das cáries (redução de 16%) para as crianças que utilizaram pasta dentífrica fluoretada de 1450 ppm, mas não para as que utilizaram a pasta dentífrica de 440 ppm. Os resultados mostram que, ao fornecer pasta de dentes fluoretada gratuita (1450 ppm), os níveis de cárie em crianças de 5 anos podem ser afectados em comunidades com elevado risco de cárie[84]

Assim, os programas de escovagem nas escolas devem incluir o seguinte:

□ Ensina às crianças a importância das práticas diárias de higiene oral

□ Não exige que os prestadores de serviços dentários supervisionem o programa

□ Pode ser facilmente integrado no currículo escolar existente sobre nutrição e higiene pessoal

Mas

□ Os professores/funcionários auxiliares/voluntários da comunidade devem gerir o programa

□ Requer tempo dedicado durante o dia escolar

□ Professor/funcionário auxiliar/voluntário

□ Prestador regional de serviços dentários para prestar apoio

Programa de flúor em sala de aula

Dois programas de flúor viáveis e altamente eficazes podem ser executados na sala de aula pelo professor da escola após instrução adequada e com apoio contínuo da enfermeira da escola. Estes são [31]

1. Programa de bochechos com flúor
2. Programa de suplementos vitamínicos com flúor.

1. Programas de bochechos com flúor

Em 1960, começaram a aparecer relatórios indicando que o uso regular de soluções neutras de fluoreto de sódio diminui a incidência da prevalência de cáries. Quase todas as primeiras investigações relativas à utilização de bochechos com flúor envolviam crianças que residiam em zonas não fluoretadas. No entanto, com mais investigação e ensaios neste contexto, foi decidido que não há razão para restringir a utilização de enxaguamentos com flúor a áreas não fluoretadas[31] Em 1965, um estudo sueco relatou uma redução de quase 50% no incremento de cáries ao longo de 2 anos (Torell & Ericsson)[43] A aprovação de enxaguamentos com flúor pela FDA (1974) & O Council on Dental Therapeutics (1975) para a utilização em programas de saúde pública abriu a porta para a utilização doméstica destes produtos com a restrição de não utilizar mais de 300mg de flúor num único recipiente, um rótulo de precaução para evitar a deglutição e uma indicação de que a preparação não deve ser utilizada por crianças com menos de 6 anos de idade[31]

Os bochechos com flúor, normalmente com fluoreto de sódio como agente ativo, são mais amplamente utilizados em programas escolares. Um horário semanal ou quinzenal é mais conveniente e económico nas escolas, utilizando NaF neutro a 0,2% (905 mg F/L) do que o enxaguamento diário com fluoreto de sódio a 0,05%[50&51] A utilização de bochechos com NaF reduz o aumento das cáries nas crianças em cerca de 20-35% durante um período de 2-3 anos (Horowitz etal 1971, Rugg-Gunn etal 1973, Forsman 1974, DePaola etal 1977, Birkeland e Torell 1978, Ripa etal 1983). Também foram observados benefícios na dentição primária (Ripa & leske 1979) e a cessação do programa de enxaguamento escolar na Suécia não resultou num aumento de cáries (Skod etaal, 2001) [43]

Outros produtos testados com sucesso incluem o fluoreto estanoso a 0,1% (Radike etal 1973, McConchie etal 1977), o fluoreto de amónio (DePaila etal 1977) e o fluoreto de amina (Ringelberg etal 1979).[42&43]

A questão dos efeitos aditivos do enxaguamento com flúor aos obtidos com outros veículos recebeu respostas contraditórias. Ashey & colaboradores encontraram uma atividade modesta de benefícios do enxaguamento diário supervisionado na escola com um enxaguamento de fluoreto de fosfato acidulado juntamente com a escovagem supervisionada na escola mais o uso doméstico normal de monofluorofosfato supervisionado. Uma observação semelhante foi relatada por Triol & coworkers. No entanto, Blinkhorn & coworkers não observaram qualquer proteção aditiva contra a cárie através da utilização de bochechos com NaF na escola e da utilização em casa do mesmo dentífrico. Horowitz & coworkers, num estudo que envolveu o uso semanal supervisionado de enxaguamento com NaF, comprimidos de flúor diários e uso doméstico de dentífrico, observaram uma redução de cáries de magnitude semelhante à relatada anteriormente por estes investigadores com comprimidos ou enxaguamentos de flúor usados individualmente. As evidências mostram que, embora o enxaguamento bucal com flúor tenha lugar como componente de um programa preventivo nas escolas, não pode ser utilizado como substituto de outras modalidades de flúor[31] Os programas de enxaguamento bucal com flúor nas escolas são seguros, eficazes, relativamente baratos, fáceis de aprender e fazer, têm uma boa adesão, requerem menos tempo - 5 minutos/semana - e podem ser supervisionados por pessoas que não sejam dentistas. podem ser supervisionados por pessoal não dentário[51] O flúor actua pós-erupção para controlar as cáries, é uma boa opção para crianças cujos 1st molares permanentes já entraram em erupção e, por isso, não é muito encorajado para crianças em idade pré-escolar, onde o risco de fluorose aumenta[43] O programa de enxaguamento é aconselhado para os graus 1 a 12, mas não abaixo [31]

Embora pareça ser eficaz em termos de custos, uma vez que o programa de lavagem pode ser supervisionado por professores, pais voluntários ou trabalhadores à hora, a literatura sugere que é mais eficaz em termos de custos em comunidades não fluoretadas e em populações com elevada experiência de cáries (Klein etal 1985, Leverret, 1989)[43]

O programa de enxaguamento bucal é administrado semanalmente a uma turma inteira de crianças após a obtenção do consentimento dos pais. Está disponível um kit comercial que contém um dispensador de enxaguamento com flúor, copos, guardanapos e sacos de plástico descartáveis. O dispensador consiste num recipiente de plástico com uma bomba de plástico. É graduado de modo a que 2 g de pó de fluoreto de sódio embalado possam ser colocados no jarro e água adicionada até à marca dos 1000 ml. Para realizar o exercício de enxaguamento bucal, são seleccionados quatro alunos da sala de aula - um para ser o impulsionador da bomba, o segundo para ser o distribuidor de copos e outro anfitrião/anfitriã que distribui o guardanapo. A última criança é a pessoa do lixo. Depois de todas as crianças terem recebido um copo e um guardanapo, passam pelo empurrador da bomba que distribui 5 ml de enxaguamento no copo. O procedimento consiste em enxaguar vigorosamente durante 60 segundos com uma solução de flúor (5 ml para o grau K e 10 ml para o grau 1 e superior). Depois de enxaguar durante 50 segundos, a solução de flúor é expectorada para um copo nos 10 segundos restantes. O guardanapo é utilizado para limpar a boca e, em seguida, é forçado a entrar no fundo do copo para absorver todo o líquido. A pessoa que recolhe o lixo recolhe então o copo[31]

Desde os anos 70, os programas de bochechos com flúor nas escolas têm sido amplamente utilizados para a prevenção da cárie infantil, especialmente em escolas com uma população de alto risco. Este facto tem sido complementado pela crescente popularidade dos bochechos comerciais que, potencialmente, podem ter um segmento populacional mais alargado exposto aos benefícios do flúor tópico. Os programas de bochechos com flúor normalmente começam no primeiro ano (crianças com mais de 6 anos de idade) para garantir que os participantes possam compreender o processo de bochechar e cuspir, e podem continuar até a conclusão do ensino médio. Na sua revisão, Marinho *et al* (2009) analisaram mais de 14.600 crianças (16 anos ou menos) que participaram em programas de enxaguamento supervisionado. Foi encontrada uma redução média de cáries de 26% com concentrações variáveis de enxaguantes bucais com flúor [85]

Twetman et al determinaram uma fração preventiva da cárie dentária de 29%. Ele propôs que o enxaguamento com flúor deveria ser considerado em escolas onde as crianças têm altas taxas de cárie e exposição irregular ao flúor. Mais recentemente, um estudo realizado em Edimburgo, na Escócia, onde não há flúor, concluiu que os programas de bochechos com flúor nas escolas podem ser utilizados para atingir crianças de zonas desfavorecidas e são bem sucedidos na prevenção da cárie dentária. A probabilidade de as crianças contraírem cáries foi reduzida em 21%, tendo em conta a privação [22] .

Chen CJ-A, Ling KS, Esa R, Chia JC, Eddy A & Yaw SL realizaram o estudo para avaliar o impacto do enxaguamento bucal com flúor na experiência de cárie numa coorte de crianças em idade escolar 3 anos após a implementação. Foram seleccionadas 270 crianças com idades entre os 8 e os 9 anos de quatro escolas em Sarawak. As crianças de duas escolas foram enxaguadas com fluoreto de sódio a 0,2% sob supervisão, enquanto as das outras escolas não o fizeram. Após 3 anos, 24,2% das crianças do grupo de teste permaneceram livres de cáries, em comparação com 11,5% do grupo de controlo. O risco de desenvolver cáries diminuiu 0,52 vezes entre as crianças do grupo "teste" expostas ao programa de enxaguamento bucal com flúor, em comparação com o grupo "controlo" não exposto (RR = 0,48, 95% CI, 0,26-0,85). Concluíram que um programa semanal de bochechos com fluoreto de sódio a 0,2% nas escolas é uma medida eficaz de prevenção da cárie e deve ser implementado em áreas deficientes em fluoreto como forma de reduzir a prevalência da cárie dentária nessas comunidades[86].

Um estudo japonês analisou o impacto dos programas escolares de enxaguamento bucal na idade adulta. Os autores relataram que, ao analisar as novas mães (20 anos ou mais), aquelas que tinham sido expostas a programas de enxaguamento a longo prazo tinham pontuações mais baixas no CPOD do que aquelas que não tinham participado em programas escolares. O estudo não tem em conta o papel da dieta, o acesso aos cuidados, a exposição ao flúor de fundo ou o estatuto socioeconómico e os resultados não podem ser usados[87].

Takeuchi R, Kawamura K, Kawamura S, Endoh M, Tomiki S, Taguchi C & Kobayashi S avaliaram o efeito do enxaguamento bucal com flúor (FMR) nas escolas sobre a incidência de cáries dentárias em crianças de Tonga. Um total de 109 crianças com 10 anos de idade foram avaliadas em seis escolas primárias na ilha de Tongatapu. O grupo FMR incluía 46 crianças que tinham participado no programa FMR baseado na escola durante pelo menos 5 anos e 6 meses; o grupo de controlo incluía 63 crianças que tinham participado no programa FMR baseado na escola durante 1 ano ou menos. O programa FMR baseado na escola diminuiu efetivamente o número de cáries dentárias. Concluíram que o programa FMR baseado na escola pode assim ser muito benéfico na prevenção de cáries entre as crianças de Tonga [88]

Moberg Sköld U, Birkhed D, Borg E & Petersson LG realizaram um estudo para avaliar um ensaio controlado e aleatório de 3 anos de bochechos com flúor (FMR) na escola sobre o desenvolvimento de cáries aproximadas em crianças de 13 a 16 anos com risco de cárie baixo a moderado. De 788 jovens de 13 anos seleccionados aleatoriamente, 622 completaram o ensaio, realizado em 1999-2003. Supervisionados por uma enfermeira dentista, os indivíduos lavaram os dentes com uma solução de NaF a 0,2% em intervalos diferentes. O grupo 1 lavou os dentes nos três primeiros dias lectivos de cada semestre; o grupo 2 nos três primeiros e nos três últimos dias lectivos de cada semestre; o grupo 3 em três dias consecutivos uma vez por mês durante os semestres; o grupo 4 uma vez de quinze em quinze dias durante os semestres e o grupo 5 (controlo) não lavou os dentes. Foi efectuado o registo radiográfico das cáries proximais. A FMR nos três primeiros e nos três últimos dias lectivos de cada semestre (grupo 2) teve uma fração evitada de 59%, tendo como limiar de diagnóstico as lesões de esmalte aproximadas. Os valores correspondentes para os grupos 1, 3 e 4 foram 30, 47 e 41%, respetivamente. O grupo de controlo diferiu estatisticamente dos grupos 2-4 para novas lesões de esmalte e dentina e obturações ($p < 0,01$). As lesões de esmalte constituíram mais de 90% das novas lesões de cárie. A progressão da cárie foi baixa em todos os grupos e não foram encontradas diferenças significativas entre os grupos. A principal conclusão deste ensaio aleatório controlado é que a FMR baseada na escola, como um suplemento ao uso diário de pasta dentífrica F, reduz a incidência de cáries nas superfícies aproximadas em adolescentes com risco de cárie baixo a moderado [89]

Ohara S, Kawaguchi Y, Shinada K e Sasaki Y afirmam que as actividades de saúde dentária nas escolas realizadas em Hiraizumi nos últimos 20 anos melhoraram notavelmente o estado de saúde dentária das crianças em idade escolar. Por exemplo, o índice DMFT das crianças de 12 anos diminuiu para 1,5 em 1998, metade da média nacional. As actividades de saúde dentária escolar, que se centravam na educação para a saúde dentária, resultaram num aumento das taxas de dentes obturados, numa diminuição do número de dentes perdidos e num declínio das cáries dos incisivos (1979-1986). Além disso, a introdução de um programa de bochechos com flúor nas escolas (1986 -) mostrou um efeito positivo na prevenção da cárie dentária; foi observada uma diminuição significativa na prevalência geral da cárie dentária, particularmente nos molares. Os autores implicam que, no Japão, parece vantajoso promover a saúde dentária das crianças em idade escolar através de programas baseados na escola que combinam o exame de saúde dentária, a educação para a saúde dentária e o programa de bochechos com flúor. Em especial, para prevenir a cárie dentária nos primeiros molares inferiores de forma mais eficaz, recomenda-se que se inicie o bochecho com flúor aos 5 anos de idade [90]

Chikte UM , Lewis HA & Rudolph MJ realizaram um estudo para determinar a eficácia do enxaguamento bucal supervisionado semanal com 10 ml de fluoreto de sódio a 0,2 por cento no aumento de cárie dos dentes permanentes em crianças em idade escolar com 6-12 anos durante um período de 3 anos. A cárie foi avaliada utilizando os índices DMFT e DMFS (OMS, 1987). Mais de 2000 crianças de 4 escolas na área de Joanesburgo foram seleccionadas no início do estudo. Para efeitos de análise, os alunos foram agrupados em 2 grupos, os que receberam e os que não receberam o FMR. Registaram-se diferenças significativas nas pontuações médias de cárie após 3 anos. A percentagem de redução de cáries alcançada com o FMR foi de aproximadamente 15%. Foram registadas reduções de até 30 por cento em estudos anteriores desta natureza. A redução global de cáries para este período de estudo pode ser considerada baixa.

K. Divaris, R.G. Rozier e R.S. King realizaram o estudo para estimar os efeitos preventivos da cárie de um programa semanal de bochechos com flúor (FMR) com base na escola e para determinar se a sua eficácia variava consoante o risco de cárie ao nível da escola em 1.363 crianças do 1º ao 5º ano de uma amostra probabilística de alunos da Carolina do Norte (NC). A experiência de cárie das crianças foi medida usando superfícies dentárias primárias cariadas e preenchidas (d2,3fs) e totais (d2,3fs+D2,3MFS). A participação no programa foi quantificada usando 'anos FMR'. Para estimar o risco de cárie à entrada no programa, as crianças foram comparadas com os dados de vigilância do jardim de infância da Carolina do Norte, representando a cárie média não tratada ao nível da escola (escola de baixo risco: < 1 e escola de alto risco: ≥ 1 dente cariado não tratado). A média de d2, 3fs foi de 4,1 [limites de confiança de 95% (CL) = 3,7, 4,5]. No geral, cada 'ano FMR' foi associado a uma fraca redução da prevalência de cárie na dentição decídua [razão de prevalência (RP) = 0,98; 95% CL = 0,90, 1,06] e na dentição mista (RP = 0,98; 95% CL = 0,91, 1,05). Encontrámos uma tendência para um maior benefício preventivo da cárie entre as crianças de escolas de alto risco, em comparação com as de escolas de baixo risco (*ou seja*, 55% *vs*. 10% de redução de cárie para 5 a 6 anos de participação na FMR em comparação com nenhuma). Embora esta diferença não tenha sido confirmada estatisticamente, os nossos resultados indicam que as crianças em escolas de alto risco, tal como identificadas pelos dados de vigilância ao nível da escola, podem ter benefícios substanciais na prevenção de cáries com a participação a longo prazo na FMR[92] .

As evidências sugerem que as reduções de cáries resultantes do enxaguamento diário são apenas ligeiramente superiores às do enxaguamento semanal. As ligeiras diferenças não compensam a maior praticidade e o menor custo do enxaguamento semanal num programa escolar. Os especialistas recomendam que os bochechos com flúor sejam direccionados para grupos e pessoas com elevado risco de cárie. Os bochechos com flúor resultaram apenas em reduções limitadas na experiência de cárie entre as crianças em idade escolar, especialmente porque a sua exposição a outras fontes de flúor aumentou. Os bochechos com flúor podem ser mais eficazes em termos de custos quando se destinam a crianças em idade escolar com elevado número de cáries. Há muito que se presume que os programas de saúde pública de bochechos com flúor são rentáveis, especialmente quando os professores ou voluntários podem supervisionar os bochechos semanais nas salas de aula sem custos directos para o programa. O bochechos com flúor é um procedimento razoável para grupos e pessoas com elevado risco de cárie dentária, mas a sua relação custo-eficácia como estratégia universal e para toda a população na era moderna de exposição generalizada ao flúor é questionável[93]

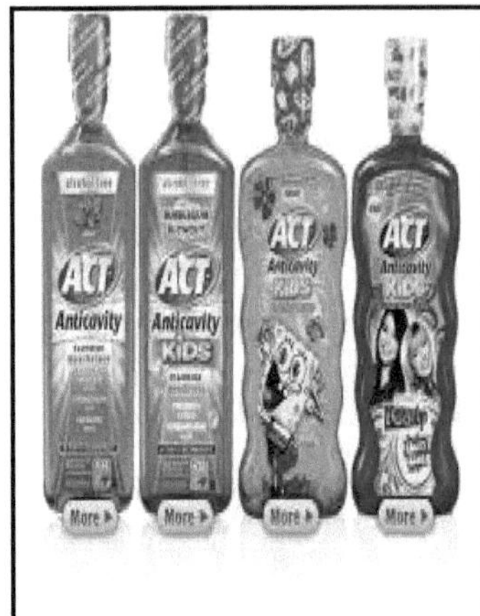

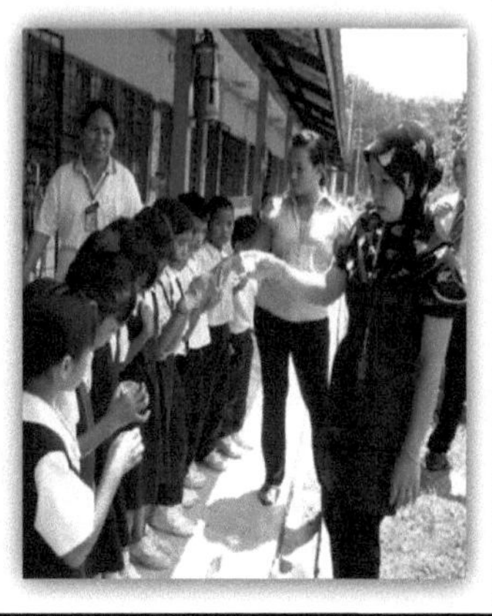

Exemplos de práticas estatais de programas escolares de bochechos com flúor e suplementos ASTTD[93]

Programa de bochechos com flúor nas escolas de Idaho

O Programa de Saúde Oral do Departamento de Saúde e Bem-Estar do Idaho (OHP) financia um programa estatal de bochechos com flúor nas escolas desde 1976. O programa destina-se a crianças em idade elementar, do 1º ao 6º ano, em escolas com mais de 30 por cento de crianças abrangidas pelo Programa Nacional de Almoço Escolar Gratuito/Reduzido em comunidades deficientes em flúor. O OHP tem contratos com sete departamentos distritais de saúde para coordenar e conduzir o programa de enxaguamento nas escolas elegíveis. Durante o ano letivo de 2001, a participação totalizou 33.383 alunos do 1º ao 6º ano em 160 escolas.

Programa de bochechos com flúor "Save Our Smiles" de Nova Jersey

A maioria dos residentes de Nova Jersey não tem o benefício de uma água potável fluoretada de forma óptima. O programa "Save Our Smiles" fornece bochechos semanais com flúor. O programa é financiado pelo Departamento de Saúde e Serviços para Idosos de Nova Jersey (DHSS). As escolas que são alvo de participação incluem distritos com "necessidades elevadas", conforme determinado pelos "Critérios de elegibilidade para o programa de bochechos com flúor", desenvolvidos por um departamento de saúde do condado. O programa começou em 1981, servindo 20.000 crianças. Atualmente, o programa serve mais de 70.000 crianças em mais de 300 escolas.

Programa suplementar de flúor nas escolas do Estado de Nova Iorque

O Supplemental Fluoride Program (Programa Suplementar de Flúor) fornece serviços dentários preventivos às crianças mais gravemente carenciadas em áreas deficientes em flúor do Estado de Nova Iorque. O Programa de Suplemento de Flúor consiste num programa de bochechos com flúor baseado na escola, que serve crianças do 1º ao 8º ano do ensino básico, e num programa pré-escolar preventivo de comprimidos de flúor, que serve crianças de três e quatro anos em centros Head Start. Mais de 100.000 crianças estão a participar nestes programas. Os fornecimentos de flúor para cada escola são encomendados pelo programa, adquiridos pelo Departamento de Saúde do Estado de Nova Iorque e enviados diretamente do fabricante para a escola participante. O programa está sob a supervisão geral de um dentista supervisor voluntário ou de um médico escolar e fornece o uso diário de uma pastilha de flúor ou uma solução semanal de enxaguamento bucal com flúor. O principal objetivo deste programa continua a ser a prevenção da cárie dentária entre grupos-alvo de crianças com elevado risco de doença dentária.

King Fluoride School-Based Rinse/Tablet Program (Programa de bochechos/comprimidos com flúor para escolas)

O Departamento de Serviços Humanos do Oregon, Programa de Saúde Oral (OHP) administra o Programa King Fluoride, um programa escolar que fornece bochechos de flúor semanais ou pastilhas de flúor mastigáveis diárias, bem como educação sobre saúde oral, a crianças dos graus K-6. O programa começou em todo o estado em 1974 com bochechos com flúor e as pastilhas mastigáveis foram adicionadas como opção em 1987. As escolas com 30% ou mais dos seus alunos que participam no Programa de Almoço Gratuito e Reduzido e que vivem em comunidades com níveis de fluoreto < 0,3 ppm na água potável são elegíveis para o programa. Os materiais do programa e os materiais de formação são fornecidos sem custos para as escolas participantes. Durante o ano letivo de 2000-01, um total de 17.300 crianças de 118 escolas primárias e 6 programas de Pré-Jardim de Infância/Head Start (localizados em 27 dos 36 condados do estado) participaram no programa de bochechos/comprimidos com flúor nas escolas.

Programa de bochechos com flúor

O Departamento de Saúde de Vermont, Serviços de Saúde Dentária, administra um Programa de Bochechos com Flúor destinado a escolas públicas em comunidades com água potável abaixo do nível ótimo de flúor. O programa fornece semanalmente bochechos com fluoreto de sódio a 0,2% para crianças do

1º ao 8º ano. Das 193 escolas elegíveis, 173 escolas com 17.829 alunos estão a participar no programa durante o ano letivo de 2001-02. Três educadores dentários (higienistas dentários) dos Serviços de Saúde Dentária gerem o programa, dedicando cada um 25% do seu tempo. Os educadores dentários comunicam com as escolas, fornecem um protocolo de encomenda de flúor às escolas, dão formação a novos enfermeiros escolares e coordenadores de flúor das escolas para efectuarem lavagens semanais e acompanham a participação.

2. Fluoreto suplementos vitamínicos

O programa de pastilhas de flúor é mais fácil de realizar. É dada uma pastilha a cada aluno. Em seguida, os alunos mastigam, fazem circular o comprimido de 2,2 mg de NaF (1 mg de flúor) pela boca durante um minuto e engolem[31] . É necessária supervisão para garantir que as crianças deixem o comprimido dissolver-se lentamente e para proporcionar um tempo adequado de exposição tópica ao flúor.[1,2] A técnica de "swish - and - swallow" proporciona os benefícios de uma aplicação tópica e também os benefícios sistémicos da ingestão de flúor que ocorrem no período de desenvolvimento e maturação dos dentes. A tabela diária é mais eficaz do que o enxaguamento semanal[31] O custo de um programa escolar de suplemento de flúor é considerado baixo, porque não é necessário equipamento e o procedimento de mastigar e engolir não ocupa muito tempo para uma turma de crianças.

Ensaios clínicos bem conduzidos demonstraram que os comprimidos de flúor previnem eficazmente as cáries em 20-28% ao longo de 3-6 anos em crianças em idade escolar quando os suplementos são mastigados, engolidos e engolidos sob supervisão (De Paola & Lax 1968, Driscoll et al 1978).5 anos de idade de grupos socioeconómicos baixos sugaram um comprimido de flúor de 1 mf, ou um placebo, sob supervisão nas escolas em todos os dias lectivos durante 3 anos (Stephan e Campbell 1978). A eficácia relatada nestes estudos é pós-eruptiva e seria esperada porque estudos in vitro mostraram que os comprimidos de flúor (bioadesivos) ajudarão a remineralização ao elevar os níveis de flúor salivar e da placa durante algumas horas (Botternberg et al 2000, Vivien-Castioni et al 2000). 43

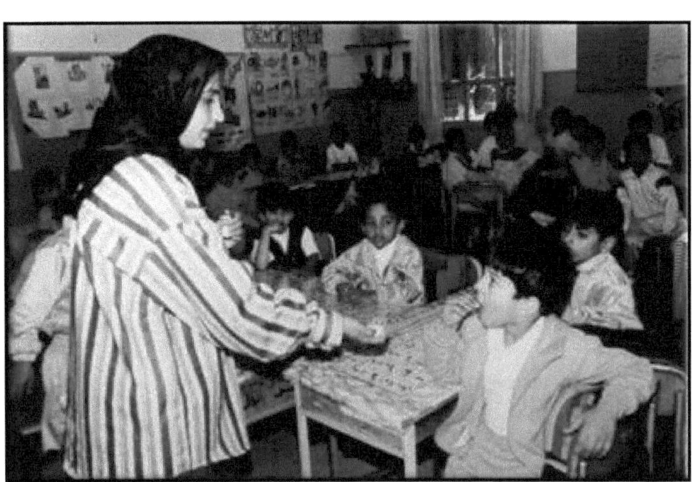

Pastilhas de flúor na escola

As evidências sugerem que os suplementos são eficazes quando utilizados em crianças em idade escolar, quando o suplemento é utilizado topicamente por mastigação, ou permitindo uma dissolução lenta na boca[50]

Na Escócia, não se verificou qualquer diferença na incidência de cáries em três grupos de crianças que utilizaram suplementos de flúor, enxaguantes bucais e uma combinação de ambos com placebo durante um período de 6 anos. Do mesmo modo, um estudo sueco, que comparou os suplementos de flúor, o verniz e a pasta de dentes, não encontrou qualquer diferença entre os dois grupos[42]

Foram relatados resultados retrospectivos positivos sobre os suplementos de flúor (Marthaler 1969, Fanning et al 1980, Almark et al 1982, Widenheim et al 1986, de Liefde e Herbison 1989, Widenheim & Birkhed et al 1991, D'Hoore e Van Nieuwhuysen 1992), mas o viés de seleção é evidente em todos eles[43]

Quando usados em crianças que já ultrapassaram a idade de preocupação com a fluorose (7 anos ou mais), os suplementos têm benefícios cariostáticos pós-eruptivos quando sugados lentamente. São preferidos nalguns programas escolares porque são mais limpos do que os elixires bucais e menos intrusivos nas rotinas escolares. A sua utilização em programas escolares organizados também ajuda no cumprimento da legislação, que é fraca quando os comprimidos são simplesmente disponibilizados para serem recolhidos pelos pais. São um fator de risco para a fluorose dentária quando ingeridas por bebés e crianças pequenas[50]

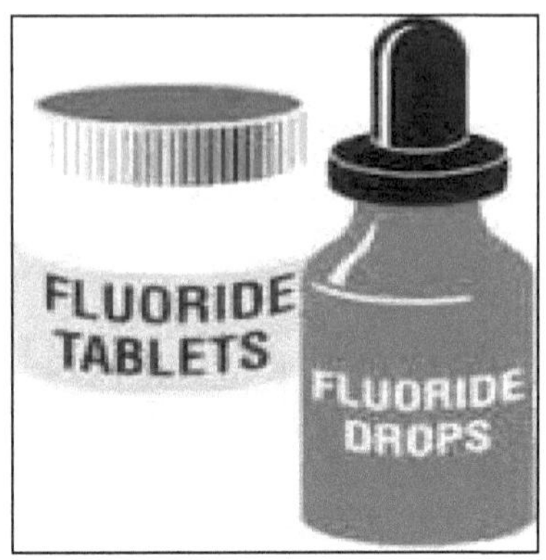

Suplementos de flúor

Uma revisão sugere que o uso de suplementos de flúor está associado a uma redução no incremento de cáries quando comparado com a ausência de suplemento de flúor em dentes permanentes. O efeito dos suplementos de flúor não foi claro nos dentes decíduos. A revisão encontrou informações limitadas sobre os efeitos adversos associados ao uso de suplementos de flúor[94]

Numa revisão, os autores examinaram a evidência relativa à eficácia dos suplementos de flúor na prevenção de cáries e a sua associação com a fluorose dentária, pesquisando na MEDLINE, no Registo Central Cochrane de Ensaios Controlados, na OVID Evidence-based Reviews e na EMBASE. Os autores concordaram com a inclusão de 20 relatórios de 12 ensaios que preencheram os critérios definidos. Incluíram também cinco estudos publicados desde 1997 sobre a associação entre fluorose dentária e suplementos. Os autores concluíram que existe evidência fraca e inconsistente de que o uso de suplementos de flúor previne a cárie dentária nos dentes decíduos. Há evidências de que esses suplementos previnem cáries em dentes permanentes. A fluorose dentária ligeira a moderada é um efeito secundário significativo e implica que as recomendações actuais para a utilização de suplementos de flúor durante os primeiros seis anos de vida devem ser reexaminadas[95] .

Existem provas substanciais de que os suplementos causam fluorose dentária quando utilizados de acordo com as recomendações para bebés e crianças pequenas. Os suplementos já não devem ser recomendados para a prevenção de cáries em crianças em áreas com pouco flúor na água, mas podem ser úteis para pessoas com riscos intratáveis de cáries. Se os suplementos forem recomendados para crianças, deve ser utilizado um esquema de dosagem mais cauteloso[96]

Aplicação profissional de flúor

Os dentistas têm aplicado agentes fluoretados nos dentes desde o início da década de 1940. Este procedimento resulta num aumento significativo da resistência das superfícies dentárias expostas ao desenvolvimento de cáries dentárias. Atualmente, três sistemas de flúor diferentes foram adequadamente avaliados e aprovados para aplicação tópica.

Estes três sistemas são

1. 2% de fluoreto de sódio,
2. 8% de fluoreto estanoso,
3. e sistema de fluoreto de fosfato acidulado contendo 1,23% de fluoreto [31] e
4. Verniz fluoretado
5. Selante de fossas e fissuras

1. Fluoreto de sódio (NaF)

O fluoreto de sódio neutro foi o primeiro agente estudado quanto à sua eficácia na prevenção da cárie dentária. Bibby, Kuntson & Armstrong publicaram alguns dos primeiros estudos sobre o fluoreto de sódio no início da década de 1940[40] Este material está disponível tanto na forma de pó como de líquido. Recomenda-se a utilização do composto numa concentração de 2%, que é preparada dissolvendo 0,2 g de pó em 10 ml de água destilada[31] Em 1948, os Serviços de Saúde Pública dos EUA (USPHS) recomendaram a aplicação semanal de fluoreto de sódio a 2% nas idades de 3, 7, 11 e 13 anos. Este regime foi sugerido para um programa de saúde pública em que um único médico poderia tratar algumas crianças em simultâneo e, uma vez que a solução de NaF é deixada a secar durante 3 minutos, o médico poderia teoricamente aplicar a solução noutras crianças. Além disso, crianças de quatro faixas etárias poderiam ser tratadas no mesmo ano. No entanto, este regime não é conveniente para os médicos de clínica privada, que tendem a chamar o doente a intervalos de 6-12 meses[43]

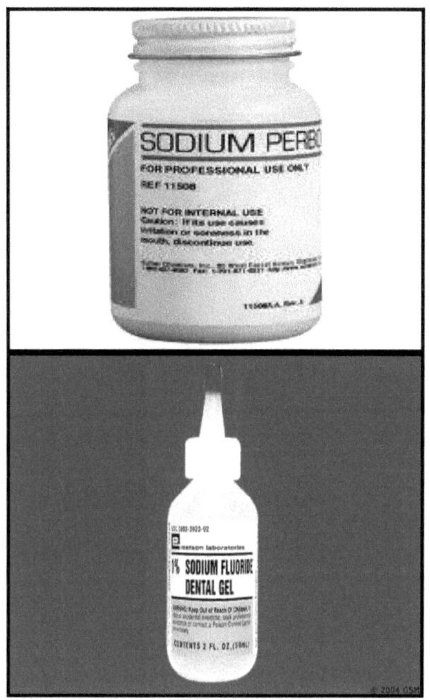

2. Fluoreto estanoso $(SnF)_2$

Está disponível sob a forma de pó, quer em recipientes a granel, quer em cápsulas pré-pesadas. A concentração recomendada e aprovada é de 8%, que se obtém dissolvendo 8 g de pó em 10 ml de água destilada[31] Dudding & Muhler descreveram pela primeira vez o método de aplicação de uma solução de fluoreto estanoso nos dentes para a prevenção de cáries em 1962. A diferença importante em relação à técnica de aplicação de NaF é que uma profilaxia completa deve preceder a aplicação de SnF_2, dentes devem ser mantidos húmidos durante & minutos, tornando essencial um ejetor de saliva, e recomenda-se um intervalo de 6 meses. Embora Muhler e os seus colaboradores da Universidade de Indiana tenham relatado uma redução consistentemente elevada da prevalência da cárie e a tenham considerado superior à NaF, outras investigações não apoiam o seu ponto de vista. Há apenas uma redução de 30% na cárie dentária com a utilização de 8% de SnF2 em comunidades não fluoretadas[43]

A solução aquosa de fluoreto estanoso é instável devido à formação de hidróxido estanoso e de óxido estanoso. Por conseguinte, ou tem de ser preparada de fresco ou pode ser preparada uma solução estável de fluoreto com glicerina e sorbitol[31]

3. Fluoreto de fosfato acidulado

Foi introduzido por investigadores do Forsyth Dental Centre em 1963, com base no facto de ocorrer uma maior absorção de fluoreto pelo esmalte em meio ácido. Está disponível sob a forma de gel ou solução, contendo 20 g de fluoreto de sódio em 1 L de ácido fosfórico 0,1M, ao qual é adicionado ácido fluorídrico a 59% para ajustar o pH a 3 e a concentração de iões fluoreto a 1,**23%** [42]

Características e eficácia da Naf, SNF_2 e APF[43]

Característica	**NaF**	**SNF_2**	**APF**
Percentagem e ppm F^-	2% 9200	8% 19,500	1.235 12,300
Frequência de aplicação	4 em intervalos semanais nas idades de 3, 7, 10 e 13 anos	1 ou 2 por ano	1 ou 2 por ano

Gosto	Sem graça	Desagradável	Ácido
Estabilidade	Estável	Instável	Estável em recipiente de plástico
Pigmentação dos dentes	Não	Mancha castanha	Não
Irritação gengival	Não	Ocasional, transitório	Não
Eficácia média	29%	32%	28%

Também está disponível uma outra forma de fluoreto de fosfato acidulado para aplicação tópica designada por gel tixotrópico. Ao aplicar pressão, os géis tixotrópicos comportam-se como soluções e ocupam o espaço interproximal mais facilmente do que os géis convencionais. Estas preparações foram aprovadas pela American Dental Association e o sistema de flúor ativo no gel tixotrópico é idêntico ao do gel APF convencional. As evidências sugerem que ambas as formas são bastante comparáveis na sua eficácia (Ingraham & Williams 1970, Cons etal 1970, Horowitz & Doyle 1971, Szwejda & Cobb etal)

Independentemente do sistema de fluoreto selecionado, o tempo de contacto dos dentes com o sistema de fluoreto deve ser de 4 minutos. O sistema de fluoreto de eleição para as crianças em idade pré-escolar é o fluoreto fosfatado acidulado, para as crianças até aos 15 anos é o fluoreto estanoso e o fluoreto fosfatado acidulado (embora o APF seja mais preferido devido ao seu melhor sabor) e para as crianças com mais de 15 anos é o fluoreto estanoso[31]

Para reduzir a quantidade de flúor ingerido durante a aplicação da moldeira de gel profissional, deve ter-se em consideração o seguinte[43]

1. O doente deve estar na posição vertical
2. O doente deve ser aconselhado sobre a importância de não engolir o gel
3. Não devem ser utilizados mais de 2 $/^{1}_{2}$ do gel por moldeira
4. Deve ser utilizado um tabuleiro de reserva de tamanho adequado ou adaptado à medida com um revestimento absorvente
5. Deve ser utilizado um dispositivo de sucção
6. O doente deve ser obrigado a expetorar abundantemente e repetidamente

A escolha do fluoreto tópico depende da idade, educação, hábitos de saúde oral e destreza física. Com base no conhecimento atual da epidemiologia da cárie dentária nos países em desenvolvimento, as escolas localizadas em bairros de baixo nível socioeconómico ou em áreas com elevada prevalência de cáries devem ser alvo de programas abrangentes de prevenção da cárie com fluoretos. O programa exato a selecionar depende da gravidade do problema da cárie, do tipo de superfícies dentárias mais afectadas pela cárie, das outras fontes de flúor disponíveis, da viabilidade da implementação, da disponibilidade de pessoal e dos factores sócio-demográficos que podem influenciar a aceitação e o cumprimento.

A aplicação tópica pode ser efectuada por dentistas, terapeutas e higienistas registados ou enfermeiros dentários que tenham recebido formação adequada sobre o procedimento e que sejam competentes para o realizar.

A revisão sistemática de **Marinho *et al*** (2002) relatou uma redução de 21% no DMFS após a utilização de géis fluoretados, de tal forma que em comunidades com um incremento de cáries de 2,2 DMFS por ano, o número necessário para tratar (NNT) para prevenir um DMFS é de 2.30 Os autores observaram que, à medida que a frequência e a intensidade da aplicação do gel aumentavam, também aumentava o efeito do tratamento [97]

Vários relatórios comentaram os protocolos de aplicação dos géis e recomendam de forma consistente o seguinte:

□ Aplicação durante 4 minutos (apesar das instruções do fabricante)

□ A utilização deve ser limitada apenas a crianças de alto risco

□ Os selantes são os melhores para prevenir a cárie oclusal, mas pode ser utilizado gel se os selantes forem recusados

□ Não é necessária profilaxia antes da aplicação

□ Protocolo rigoroso a seguir para minimizar o risco de ingestão

□ O gel aplicado por profissionais (4500 ppm) em crianças com baixo risco de cárie não é clinicamente relevante[98]

□ As candidaturas de 6 meses são suficientes[99]

Um único estudo analisou a prevalência de fluorose dentária em crianças que recebiam no mínimo 6 aplicações mensais de gel (a partir dos seis anos de idade) e residiam em áreas com baixo teor de flúor. Os autores relataram que a aplicação semestral de gel não aumentou a prevalência de fluorose nos incisivos, caninos, pré-molares e segundos molares, e esse achado foi verdadeiro mesmo com até 5 aplicações por ano (a partir dos sete anos de idade) [100]

Num ensaio de intervenção comunitária realizado em 2 escolas para avaliar a viabilidade do gel APF como agente preventivo da cárie em crianças de alto risco com idades compreendidas entre os 9 e os 16 anos com três ou mais lesões cariosas primárias ou secundárias incipientes ou cavitadas, verificou-se que, embora não houvesse uma diferença estatisticamente significativa nos valores do CPOD e do CPSD, havia uma diferença significativa nas lesões cariosas incipientes entre os grupos experimental e de controlo aos 6 e 12 meses.

Estes resultados sugerem que a aplicação bianual de gel APF é uma medida preventiva eficaz na reversão de lesões cariosas incipientes[101] .

4. Verniz fluoretado

Trata-se de um material aderente aplicado profissionalmente[51] . Foi desenvolvido pela primeira vez na Europa na década de 1960, numa tentativa de aumentar a absorção do flúor aplicado topicamente no esmalte. As provas sugerem que os vernizes resultam numa maior concentração de flúor no esmalte, mas este aumento não conduz a uma maior eficácia do que qualquer outro flúor tópico. No entanto, a utilização de vernizes fluoretados aumenta a concentração de flúor na saliva, que permanece significativamente mais elevada 2 horas após a sua aplicação do que após a utilização de outros agentes fluoretados[42]

O verniz permite a aplicação de uma elevada concentração de flúor (22.000 mg/F) em pequenas quantidades de materiais e liberta lentamente o flúor no ambiente circundante (Skold-Larsson etal 2000, Shen et al 2002). Foi demonstrado que esta libertação continua durante 5-6 meses (Castllo etal 2000)[43] Os primeiros ensaios clínicos deram resultados mistos (Murray et al 1977, Holme et al 1979, Koch et al 1979)

Um grande ensaio clínico do Quebeque que decorreu durante 5 anos em áreas de elevada prevalência de cáries relatou uma eficácia moderada (Clark et al 1987). Outros estudos demonstraram a eficácia do verniz (de Bruyn e Arends 1987, Helfenstein e Steiner 1994, Bravo et al 1997, Peterson etal 1998, Zimmer e al 1999) que foi confirmada em revisões por Ogarrd 1999 & Marrhino et al 2002. O verniz pára a progressão da cárie em lesões estabelecidas precocemente (Autio-Gold et al 2001, Fontana 2002, Petersson et al 2000) [43]

O primeiro verniz fluoretado testado foi o Duraphat. Contém 5% em peso de fluoreto de sódio ou 2,26% de fluoreto. É um verniz resinoso viscoso que endurece num revestimento castanho amarelado na presença de saliva quando aplicado em dentes limpos e secos. Outros tipos desenvolvidos são o Fluorprotector, que contém 0,7% de ião fluoreto numa laca à base de poliuretano, e o Carex, que contém 1,8% de fluoreto. Embora não sejam aceites pela Associação Dentária Americana ou Canadiana, são amplamente utilizados no Canadá e na Europa. São seguros porque a quantidade de verniz normalmente utilizada é de 0,3-0,5 ml, que fornece 3-6 mg de flúor. O doente deve ser instruído para não mastigar ou escovar os dentes durante, pelo menos, 4 horas após a aplicação do verniz[42]

Verniz fluoretado

1. Destina-se a crianças e adultos de alto risco

2. É bem tolerado por crianças pequenas

3. Destina-se a superfícies específicas como lesões incipientes, margens de restaurações

4. Isto é particularmente útil em crianças deficientes ou para aplicação após a conclusão do tratamento de restauração em anestesia geral

5. Possível de ser administrado por pessoal com formação dentária ou pessoal médico/auxiliar com formação, devido ao procedimento de aplicação fácil

6. É complementar a outros serviços (selantes, educação, nutrição)

7. Requer a cooperação de crianças muito pequenas, o que pode ser um desafio

8. Requer aplicações de 6 em 6 meses (de Bryun e Anrebds 1987, Seppa 1991)

A melhor forma de utilizar o verniz fluoretado num programa de saúde pública ainda está por explorar, mas os vernizes têm potencial para ser um procedimento de saúde pública altamente eficaz quando utilizados em populações com elevado índice de cáries[43]

Azarpazhooh e Main (2008) forneceram um protocolo clínico para a aplicação de verniz fluoretado que recomenda a aplicação de verniz de seis em seis meses e a utilização de produtos de dose única para crianças pequenas. Além disso, recomendam que os programas de verniz fluoretado sejam complementares à aplicação de selantes, programas de escovagem de dentes, instrução de higiene oral e aconselhamento nutricional[102] .

Nas comunidades das Primeiras Nações, **Lawrence *et al*** (2008) compararam a aplicação de verniz fluoretado e o aconselhamento dos cuidadores com o aconselhamento isolado e concluíram que as crianças do grupo do verniz fluoretado tiveram uma redução de 24,5 por cento nos níveis de cárie na primeira infância (incluíram todas as crianças na análise de intenção de tratamento).19 Estes resultados são consistentes com um estudo australiano que relatou uma redução de cárie de 24 a 36 por cento (dependendo do incremento de cárie) entre crianças indígenas rurais.20 Em ambos os estudos, apenas uma criança relatou uma reação adversa ao verniz fluoretado[103 & 104]

Muitas vezes, uma preocupação nas regiões rurais e remotas é a falta de pessoal dentário disponível para prestar estes serviços, pelo que o pessoal médico é considerado para este papel. Slade *et al* (2007) analisaram o papel dos diferentes métodos de educação na prestação de serviços preventivos dentários (aplicação de verniz) nas consultas de bem-estar do bebé. Os autores concluíram que os diferentes métodos de ensino não influenciaram a prestação destes serviços. Os consultórios médicos envolvidos prestavam serviços dentários a 10% das crianças elegíveis para o Medicaid [105]

A utilização de fluoretos tópicos, como os vernizes fluoretados aplicados profissionalmente, que se encontram em concentrações de aproximadamente 22000 ppm, permite um contacto prolongado entre a superfície do dente e o verniz. Desenvolvidos na década de 1960, os vernizes têm sido amplamente utilizados em toda a Europa, na Escandinávia e no Canadá. São utilizados principalmente em pacientes de risco com risco de cárie moderado a elevado.

Apesar da elevada concentração de flúor (Colgate, Duraphat22600 ppm), a aplicação é segura para utilização em crianças pequenas. Isto deve-se à pequena quantidade de aplicação e, mesmo que seja ingerido, o nível de flúor ingerido permanece muito abaixo dos níveis tóxicos.

Marinho ***et al*** (2002) relataram uma redução de 46% no DMFS e uma redução de 33% no d(e/m)fs após o uso de verniz de flúor na sua revisão sistemática[106] .

Ao considerar populações de alto risco e com necessidades especiais, Weintraub (2003) descobriu que a facilidade de aplicação e a natureza de secagem rápida do verniz de flúor resultaram numa maior aceitação por parte dos pacientes e dos prestadores de serviços. As comparações do verniz com outras modalidades de flúor mostraram que as aplicações bianuais de verniz de flúor eram preferidas aos programas de bochechos devido à falta de cumprimento. Resultou num menor incremento de cáries em comparação com o gel de flúor e tem um efeito aditivo em comunidades otimamente fluoretadas. Estes resultados podem ser facilmente transferidos para outras populações de alto risco[107] .

Weintraub ***et al*** (2006) descobriram que "os resultados apoiam a utilização de verniz de flúor para prevenir cáries na primeira infância e reduzir o aumento de cáries em crianças muito pequenas". Os autores continuam a afirmar que "embora as aplicações mais frequentes de verniz fluoretado fossem mais benéficas, uma aplicação era preferível a nenhuma". Isto é altamente relevante para as comunidades carenciadas[108] .

Beltrán-Aguilar e Goldstein (2000) examinaram a segurança do verniz de flúor e relataram que os níveis plasmáticos atingem o pico duas horas após a aplicação e são comparáveis à escovagem com pasta dentífrica fluoretada. Além disso, o verniz de flúor apresentou quantidades de ingestão consideravelmente inferiores aos níveis associados à ingestão de gel de flúor. Além disso, afirmam que "a eficácia preventiva das cáries dos vernizes de flúor é igual à de outros veículos tópicos de flúor em crianças em idade escolar" [109]

As crianças indígenas em idade pré-escolar de Ontário, no Canadá, foram o foco de um ensaio comunitário aleatório controlado que obteve uma redução de 18% na cárie dentária após dois anos em que o verniz fluoretado foi oferecido pelo menos duas vezes por ano e o aconselhamento foi fornecido aos prestadores de cuidados por higienistas dentários[22] .

Um programa baseado na escola e na clínica que utiliza flúor (verniz, bochechos e pasta de dentes), que foi solicitado pela comunidade e apoiado por residentes pediátricos visitantes, mostrou algum sucesso numa comunidade indígena canadiana remota[22] . O programa Brighter Smiles incorporou a aprendizagem em serviço, a colaboração inter-profissional e a promoção da saúde[22] .

Uma pequena comunidade remota da Colúmbia Britânica, no Canadá, identificou a saúde dentária das crianças como uma preocupação fundamental. Em consulta com um corpo docente médico e dentário universitário, foi desenvolvido um programa de "escovagens" diárias com pasta dentífrica com flúor, enxaguamentos semanais com flúor para as crianças com mais de nove anos, aplicações trienais de verniz com flúor para crianças com menos de nove anos, apresentações em sala de aula e orientação antecipada nas visitas ao centro de saúde. Foram dados incentivos sob a forma de pequenas recompensas pela participação nos programas de flúor. O programa foi uma experiência de aprendizagem em serviço para residentes pediátricos estagiários que se deslocavam regularmente à comunidade[22]

.

Quatro programas norte-americanos (dois canadianos e dois norte-americanos) utilizaram o flúor e abordagens de aconselhamento para promover a saúde oral em comunidades indígenas[22]

5. Programa de selagem escolar

Um selante de fissuras é um material plástico utilizado para ocluir as fossas e fissuras nas superfícies oclusal, vestibular e lingual. O objetivo é proporcionar uma barreira física às bactérias cariogénicas presentes nessas fissuras e prevenir a cárie[43] Introduzidos na década de 1960, os selantes dentários são colocados sobre as superfícies de mastigação (oclusais) dos dentes posteriores para prevenir o ataque bacteriano[110] .

As superfícies oclusais fissuradas são as mais vulneráveis à cárie (Hyatt 1923, Kaste et al 1996) contra a cárie proximal, cuja prevalência está a diminuir mais rapidamente do que a cárie de fossas e fissuras em crianças (Bohanan 1983, Stamm 1984) e uma vez que os fluoretos não são tão eficazes na prevenção da cárie oclusal como a cárie de superfície lisa, portanto, a administração adequada de fluoreto e selante em conjunto, pelo menos em teoria, apresenta a perspetiva de eliminar virtualmente as cáries (Rantala 1979)[43] A razão para a utilização de selantes como uma intervenção preventiva importante é a elevada prevalência de cáries de fossas e fissuras. As evidências sugerem que entre 90% das cáries em crianças ocorrem em fossas e fissuras[111] .

Os selantes modernos foram desenvolvidos como um procedimento preventivo primário, para serem aplicados em fissuras sãs, mas logo surgiu a questão sobre se a cárie poderia progredir sob um selante. Vários estudos sugerem que, quando o selante é colocado sobre uma lesão cariosa incipiente onde ainda não ocorreu cavitação, a cárie não progride, desde que o selante permaneça intacto (Going 1984, Handelman etal 1986, Mertz Fairhurst etal 1986 & 1988, Handleman etal 1987, Swift 1988) Numerosos ensaios clínicos sugerem que, em diferentes populações, os selantes são altamente eficazes quando aplicados corretamente (Ripa 1980) [43]

Critérios para selecionar dentes para selante[31]

Diz-se que, uma vez que a selagem não pode causar danos, em caso de dúvida, selar.

Um selante é *indicado* se existir uma fissura oclusal profunda, uma fossa ou uma cavidade lingual que apanhe a ponta do explorador.

Um selante é *provavelmente indicado* se

- A fossa selecionada para a colocação do selante está bem isolada de outra fossa com um restauração.
- A área selecionada está confinada a uma fossa totalmente erupcionada, embora a fossa distal seja impossível de selar devido a uma inadequação.

- Uma superfície oclusal intacta está presente quando a superfície do dente contralateral está cariada ou restaurada. Isto deve-se ao facto de os dentes em lados opostos da boca serem normalmente igualmente propensos à cárie.
- Há uma lesão incipiente na fossa e na fissura. Esta decisão é uma questão de julgamento profissional.

Um selante é **contraindicado**

- O comportamento do doente não permite a utilização de técnicas adequadas de campo seco durante o procedimento
- Existe uma lesão cariosa oclusal aberta ou uma lesão cariosa profunda
- Existem cáries nas outras superfícies do mesmo dente
- Já existe uma grande restauração oclusal

Os selantes devem ser colocados nas fossas e fissuras dos dentes permanentes de crianças e adolescentes quando se determina que o dente, ou o paciente, está em risco de sofrer cáries[112] .

A utilização **rentável** indica que os selantes devem ser colocados em

- as fossas e fissuras dos dentes de maior risco (predominantemente os primeiros e segundos molares permanentes) em indivíduos susceptíveis à cárie [111]
- As crianças com experiência anterior ou atual de cárie devem ser consideradas para selantes[111] Molares permanentes, com potencial de utilização limitada em molares primários (devido à maior presença de cáries proximais e esfoliação, Tinanoff 2001) e bicúspides (Eklund, 1986) [43]

- Toda a sala de aula de crianças ou em programas de saúde pública aplicados por pessoal auxiliar formado de uma só vez, trabalhando a baixo custo e num sistema eficiente[42]

Classificação dos selantes de fossas e fissuras hirremath[113]

1. Com base no método de cura

Primeira geração - polimerizada com luz ultravioleta de comprimento de onda de 350nm.

Segunda geração - auto-cura ou cura química

Terceira geração - fotopolimerização com luz visível de comprimento de onda de 430-490 nm

2. Com base na presença de enchimento

Não preenchido-Melhor fluxo

Semi-preenchido - Forte e resistente ao desgaste

3. Com base na cor

Colorido - para uma fácil identificação

Claro-difícil de detetar

Opaco - para um fluxo fácil

Cor-de-rosa - melhor libertação de flúor

Foram utilizados três tipos diferentes de plásticos como selante oclusal[31]

1. Poliuretano
2. Cianoacrilato

3. Metacrilato de bisfenol A glicidilo

Tanto o poliruetano como o cianoacrilato não são utilizados e recomendados pelo Conselho de Materiais Dentários da Associação Dentária Americana porque se desintegram muito facilmente na boca.

O bisfenol A-glicidil metilacrilato (BIS-GMA) é atualmente o selante de eleição.

O BIS-GMA incorpora as características de polimerização rápida do metilmetacrilato com a propriedade de retração mínima de polimerização das resinas epóxi[31]

Estão disponíveis dois tipos predominantes de materiais selantes de fossas e fissuras: selantes à base de resina e cimentos de ionómero de vidro. Os materiais selantes à base de resina disponíveis podem ser polimerizados por autopolimerização, fotopolimerização utilizando luz visível ou uma combinação dos dois processos. Os cimentos de ionómero de vidro estão disponíveis em duas formas, ambas contendo fluoreto: convencional e modificado por resina. Os materiais de ionómero de vidro, que foram desenvolvidos pela sua capacidade de libertar flúor, podem ligar-se diretamente ao esmalte, mas apresentam poucas propriedades de retenção. Existe a hipótese de que a libertação de flúor deste material possa contribuir para a prevenção da cárie. É geralmente aceite que a eficácia dos selantes na prevenção da cárie depende da retenção a longo prazo. A retenção total dos selantes pode ser avaliada através de exames visuais e tácteis. As evidências sugerem que os selantes à base de resina são mais eficazes na redução de cáries 24 a 44 meses após a sua colocação do que o cimento de ionómero de vidro em dentes permanentes de crianças e adolescentes. Existem provas limitadas e contraditórias de que o cimento de ionómero de vidro reduz a incidência de cáries em dentes permanentes de crianças.

As evidências sugerem que a utilização de agentes de ligação autocondicionantes disponíveis, que não envolvem um passo de condicionamento separado, pode proporcionar uma menor retenção do que a técnica padrão de condicionamento ácido e não é recomendada. Um agente de ligação compatível, que contém um adesivo e um primário, a ser utilizado entre a superfície de esmalte previamente condicionada com ácido e o material selante, melhora a retenção do selante na situação clínica[112] .

Técnica de aplicação do selante[112]

1. Limpeza das superfícies das fossas e fissuras
2. Isolamento do dente: O isolamento completo do dente da contaminação pela saliva é o aspeto mais importante da colocação do selante.
3. Condicionamento da superfície do esmalte: A utilização de abrasão a ar em vez de condicionamento ácido reduz a taxa de retenção do selante[112] . Outro estudo não encontrou diferenças nas taxas de retenção em superfícies de esmalte preparadas pelos dois métodos
4. Enxaguar e secar o dente
5. Aplicação do selante
6. Polimerização
7. Avaliação do selante

O selante de fossas e fissuras é melhor aplicado em populações de alto risco por auxiliares treinados, utilizando selante que incorpora o benefício de uma camada de ligação intermédia, aplicada sob o dique de borracha ou com alguma técnica alternativa de isolamento de curta duração, mas eficaz, sobre uma superfície de esmalte que foi limpa com uma técnica de polimento a ar e condicionada com ácido fosfórico a 35% durante 15 segundos. A profissão dentária aguarda com entusiasmo, e alguma impaciência, a incorporação da tecnologia de ligação à dentina no desenvolvimento de um selante moderno, mais durável, à base de resina[114] .

Como uma das estratégias recomendadas para a prevenção de cáries pela *Task Force on Community Preventive Services* (2001), os programas baseados na escola ou ligados à escola podem ser realizados em ambientes clínicos públicos e privados. O material utilizado é um cimento à base de resina ou de ionómero de vidro. Ambos os materiais podem ser colocados atraumaticamente por pessoal auxiliar (terapeuta dentário, higienista dentário). Ao visar crianças com elevado risco de cárie, que frequentemente têm um acesso limitado a cuidados dentários, pode ser prestado um serviço preventivo numa idade crítica[115] .

Isto é importante porque cerca de 90 por cento da cárie (em 1987) nos dentes permanentes das crianças ocorreu nas fossas e fissuras [116]

A Task Force comunicou uma diminuição média de 60% das cáries oclusais em crianças dos 6 aos 17 anos de idade[115] .

Ahovuo-Saloranta ***et al*** (2008) referem na sua revisão sistemática que, 9 anos após a colocação do selante, apenas 27% dos dentes selados apresentavam cáries, em comparação com 77% dos dentes que não receberam selantes. Os autores também relatam resultados contraditórios no que diz respeito à superioridade dos selantes à base de resina ou de cimento de ionómero de vidro[110] . **Yengopal** ***et al*** (2009) concluíram uma meta-análise da evidência para determinar se o ionómero de vidro ou os materiais à base de resina eram superiores na prevenção de cáries. Os autores referiram que não havia evidência de que qualquer um dos materiais fosse superior ao outro na prevenção de cáries[117] .

Uma atualização posterior deste documento confirmou estes resultados [118]

Na sua revisão da literatura, **Gooch** ***et al*** (2009) referiram que apenas 20% das crianças (com idades compreendidas entre os 6 e os 11 anos) de famílias com baixos rendimentos tinham recebido selantes, muito menos do que os 40% de crianças com rendimentos elevados que receberam selantes. As suas conclusões incluem a recomendação de selar superfícies oclusais sãs e não cavitadas. Afirmam também que os selantes devem ser colocados independentemente do acompanhamento[119] . Quando comparados com outro programa preventivo, como o verniz fluoretado, os selantes de fossas e fissuras são superiores na redução da cárie oclusal.

Hiiri ***et al*** (2010) afirmam que a eficácia de 23 meses dos selantes é estatisticamente superior às aplicações de verniz de 6 meses para a redução da cárie oclusal [120]

Os programas de selagem escolares bem sucedidos têm frequentemente um efeito de acompanhamento em que as escolas, os professores e os pais estão mais abertos a outros programas escolares (vacinação, nutrição), aumentando assim os programas dirigidos à população[116] .

No seu estudo, a eficácia de um ano do programa de **selagem com** base na escola foi demonstrada em áreas socioeconómicas baixas. A seleção de crianças em idade escolar de acordo com os factores individuais de risco de cárie deve ser considerada nos programas escolares[121] , o que é comparável a outro estudo realizado por **Muller-Bolla M *et al*[122]** .

Os selantes de fossas e fissuras, uma outra medida de medicina dentária preventiva, combatem a cárie dentária actuando como uma barreira quando colocados na superfície de mastigação de 1st molar permanente. Para que os selantes sejam eficazes, é importante que os educadores de saúde escolar, os enfermeiros e os administradores tenham os conhecimentos de saúde dentária necessários para tomarem decisões informadas sobre os programas de selantes dentários baseados na escola[123]

Assim, a aplicação de poços e fissuras

□ Protege as superfícies dentárias de alto risco (superfícies oclusais dos molares)

□ Pode ser efectuado em conjunto com a aplicação de verniz/gel de flúor

□ Pode ser bem integrado em programas de nutrição/saúde a nível comunitário

□ Pode ser efectuado num contexto escolar ou numa clínica privada

□ Pode ser aplicado por um assistente dentário, um terapeuta dentário, um higienista dentário ou um dentista)

□ No entanto, as taxas de retenção são variáveis (depende da técnica de aplicação e da escolha do material)

□ São altamente eficazes na prevenção de lesões cariosas e na contenção de lesões incipientes quando aplicados corretamente

□ A sua utilização na saúde pública é mais dispendiosa do que a dos fluoretos individuais, mas a sua eficácia superior pode compensar quando são utilizados em escolas com crianças de alto risco que têm mais cáries oclusais do que proximais[43]

Odototomia profiláctica

A odontotomia profiláctica é um procedimento em que as fossas e fissuras profundas de um dente são eliminadas através do alargamento dos sulcos com uma broca dentária em forma de cone (ponta modeladora). Após a conclusão deste procedimento, o dente irá reter menos placa bacteriana, e o que se acumula pode ser facilmente removido com uma escova de dentes.

A odontotomia profiláctica, uma técnica proposta em 1923 pelo Dr. Thaddeus Hyatt, oferece uma "forma de prevenção muito mais segura". A odontotomia profiláctica não é prevenção; é restauração em nome da prevenção.

A odontotomia profiláctica é muitas vezes uma excelente opção para eliminar o problema da acumulação de placa bacteriana na anatomia das fossas e fissuras profundas dos dentes. Se os sulcos puderem ser eliminados sem perfurar a camada de esmalte, pode não ser necessário colocar selante. Uma odontotomia profilática pode ser realizada de forma rápida e indolor, sem medidas especiais de controlo da humidade.

Etapas da odontotomia profiláctica

- O dente deve estar livre de cáries que se estendam à camada de dentina porosa do dente.
- O tecido mole é retraído com segurança para longe do dente.
- É utilizada uma broca dentária em forma de cone para alargar as fissuras profundas e estreitas de modo a acomodar uma escova de dentes.
- O flúor tópico pode ser aplicado no dente após o procedimento, para tornar o esmalte da superfície alterada mais duro e mais resistente à cárie.

Benefícios

- A odontotomia profiláctica pode eliminar as fossas e fissuras profundas e estreitas dos dentes, onde podem ocorrer até 80% das cáries se não for possível remover a placa bacteriana.
- Se as fossas e fissuras forem completamente eliminadas na camada de esmalte do dente, pode não ser necessário colocar uma obturação ou um selante que terá de ser mantido durante toda a vida do dente.

- Se não for necessário colocar uma restauração, será ainda possível utilizar um explorador dentário ou um dispositivo de deteção de cáries a laser no dente no futuro para avaliar a existência de cáries.
- Se as fossas e fissuras puderem ser remodeladas sem perfurar a camada de dentina porosa e sensível do dente, a odontotomia profiláctica não requer que o dente seja anestesiado para realizar o procedimento.
- A odontotomia profiláctica não requer que o dente esteja seco para realizar o procedimento. As obturações e os selantes dentários sim.

Desvantagem

Devem ser efectuados por dentistas, porque só um dentista pode remover a estrutura dentária (considerado um procedimento cirúrgico). Por conseguinte, não podem ser legalmente delegados a auxiliares.

Discussão

A história da medicina dentária provou repetidamente que a prevenção através da educação para a saúde oral é um fator importante no controlo dos problemas oro-dentários e das complicações relacionadas. Na maioria dos países industrializados, os programas organizados de saúde oral preventiva primária provaram ser eficazes, utilizando vários profissionais, como enfermeiros de saúde dentária, profissionais de saúde, professores de escolas e higienistas dentários, etc. No entanto, o desenvolvimento de infra-estruturas e o emprego de mão de obra parece ser uma tarefa inatingível para os países em desenvolvimento como a Índia.

Por conseguinte, estes países podem utilizar a mão de obra e as infra-estruturas existentes no domínio da saúde e da educação para estes programas de prevenção primária[2]

A resolução da OMS de 2007 sobre saúde oral inclui um artigo intitulado "desenvolver e implementar a promoção da saúde oral e a prevenção de doenças orais para crianças em idade pré-escolar e escolar como parte das actividades nas escolas de promoção da saúde". Apela explicitamente aos governos para que se empenhem ativamente na aplicação da resolução. A saúde oral nas escolas deve ser integrada no quadro mais alargado da promoção da saúde, de acordo com a Carta de Otava . Uma vez que as doenças orais partilham muitos factores de risco inerentes a outras doenças , a alimentação, a higiene, o tabagismo, o consumo de álcool, o exercício físico e os traumatismos são questões que devem ser abordadas pela equipa de saúde de uma escola. O Programa de Promoção da Saúde nas Escolas dá ênfase a uma série de políticas que criam um ambiente saudável não só para os alunos, mas também para o pessoal e a comunidade. Estas abordagens revelaram ganhos significativos numa série de resultados em matéria de saúde oral, incluindo cáries e lesões dento-faciais . O seu sucesso depende em grande medida da participação da comunidade. Os professores, os pais e as autoridades escolares e de saúde devem participar nos processos de planeamento, implementação e revisão de programas como o Programa de Promoção da Saúde nas Escolas[3]

Uma vez que a infância é a idade da aprendizagem e é a altura em que a criança começa a desenvolver práticas gerais de higiene e uma atitude em relação à saúde, é muito importante visar as crianças para sensibilizar para a saúde oral e demonstrar os métodos correctos de manutenção da higiene oral.

A escola é considerada um local de aprendizagem onde as crianças aprendem não só conhecimentos subjectivos, mas também práticas de estilo de vida e comportamentos de procura de saúde. É importante iniciar a educação para a saúde oral a nível escolar no seu currículo regular, de modo a que esta seja considerada parte integrante da vida. Isto não irá

só ajudam a sensibilizar as crianças para a saúde oral, como também as ajudam a desenvolver práticas correctas de higiene oral, controlando assim os problemas oro-dentários. Países como a Austrália e a Nova Zelândia têm programas de educação para a saúde oral nas escolas muito bem desenvolvidos e demonstraram um declínio das cáries dentárias entre as crianças em idade escolar nas últimas décadas[2] Na Indonésia e na China, os programas diários de escovagem dos dentes com pasta dentífrica com flúor, baseados no jardim de infância e nas escolas, demonstraram uma redução de 23-43% das lesões cariosas[3] Os programas de saúde escolar de Victoria esforçam-se por conseguir sorrisos saudáveis nas crianças pequenas. O Programa Smiles 4 Miles em Victoria, que se baseia na estrutura das Escolas Promotoras de Saúde da OMS, tem demonstrado algum sucesso no apoio a estruturas de cuidados infantis em comunidades com elevado risco de cárie dentária para introduzir políticas de alimentos e bebidas saudáveis. Estes programas apoiam escolhas alimentares saudáveis e o consumo de água ou leite, e não de refrigerantes.

Another Program Kids - Go for your life" é um programa de prémios que incentiva a promoção de uma alimentação saudável e da atividade física na primeira infância e no ensino primário em Vitória. Baseado na abordagem das Escolas Promotoras de Saúde, inclui estratégias que abordam o currículo, a política, os ambientes de apoio, as famílias e a comunidade em geral. Em 2010, o programa estava a trabalhar com metade das escolas primárias e infantis de Vitória e a influenciar mais de 320 000 crianças[22]

Os dados sugerem que os programas de promoção da saúde de intervenção múltipla nas escolas, que integram a educação para a saúde dentária com outras intervenções, são eficazes na redução das cáries em crianças pequenas e na promoção de outros comportamentos de apoio à saúde. As intervenções adicionais no âmbito destes programas incluem a adaptação da informação a cada pai através de aconselhamento aos pais e de feiras de ciência, alterações das políticas ambientais, públicas e sociais no campus escolar, como o fornecimento de refeições escolares, políticas sobre a disponibilidade de alimentos e lanches, participação ativa dos professores para promover a educação para a saúde e introduzir modificações comportamentais duradouras[9] visando bochechos com flúor e suplementos de flúor para crianças com elevado risco de cáries dentárias e cuja água potável primária tem uma baixa concentração de flúor e, quando possível, prescrever comprimidos ou pastilhas mastigáveis para maximizar os efeitos tópicos do flúor[93]

Os estudos sugerem que a fluoretação da água das escolas reduz a prevalência da cárie dentária, tanto medida pela proporção de crianças sem cárie como pela alteração média do número de dentes cariados, perdidos e obturados. Um grupo de trabalho independente convocado pelos Centros de Controlo e Prevenção de Doenças calculou as estimativas de eficácia da fluoretação da água a partir de 3 estudos. 2 estudos examinaram o antes e o depois da medição da cárie ao nível do dente, mostrando uma diminuição média da experiência de cárie dentária de 29,1% em crianças entre os 4 e os 17 anos, com o início e a continuação da fluoretação da água durante 3 a 12 anos de acompanhamento. Outro estudo examinou apenas a medição pós-exposição da cárie ao nível do dente, tendo o início ou a continuação da fluoretação da água diminuído a experiência de cárie dentária entre as crianças dos 4 aos 17 anos numa mediana de 50,7% durante 3-12 anos de acompanhamento. O National Preventive Dentistry Demonstration Program referiu que a redução da cárie atribuível à fluoretação da água é idêntica à obtida com os selantes, sendo a primeira mais económica. O custo de manter uma criança num programa de selantes é de 23 dólares, enquanto a fluoretação da água é substancialmente mais baixa. Em 2001, Griffin & colegas estimaram que por cada 1$ gasto, a fluoretação da água poupa 38$ em custos de tratamento. Estudos relataram a eficácia de um programa escolar de bochechos com flúor na redução da cárie dentária em 20-50%. O enxaguamento semanal com fluoreto de sódio a 0,2% é também uma alternativa prática à aplicação profissional. A relação custo-eficácia do programa pode ser aumentada se as crianças de alto risco em áreas não fluoretadas forem visadas, como acontece em muitos estados como Nova Iorque.

Semelhante ao programa de bochechos com flúor baseado na escola, o programa de pastilhas de flúor é estruturado como uma atividade de grupo em ambientes como os centros Head Start. Os suplementos de flúor não devem ser prescritos a crianças em que a água contenha um nível ótimo, natural ou artificialmente. Os programas escolares de pastilhas de flúor são eficazes na prevenção de cáries em dentes permanentes, conforme relatado por ensaios controlados aleatórios nos Estados Unidos (redução de cáries em 20-28% durante um período de 3-6 anos) e um estudo aleatório duplamente cego de 3 anos em crianças escocesas com 5,5 anos de idade (redução de cáries em 81%). Os Centros de Controlo de Doenças afirmam que, embora a evidência para um programa de flúor baseado na escola para crianças dos 6 aos 16 anos seja forte, a qualidade da evidência para programas em crianças mais novas é fraca. É provável que este programa seja rentável em contextos em que o pessoal de supervisão esteja altamente motivado e que vise crianças de alto risco em áreas não fluoretadas. Verificou-se que o programa escolar de suplemento de flúor é rentável em Manchester e Inglaterra e vice-versa nos Estados Unidos. De acordo com o relatório do cirurgião-geral: Oral

Health in America (Saúde Oral na América), os suplementos de flúor nas escolas têm um custo baixo porque não requerem qualquer equipamento, o procedimento não demora muito tempo e uma turma inteira de crianças pode participar de uma só vez.

Revisões sistemáticas de 70 ensaios controlados de pastas dentífricas fluoretadas descobriram que uma maior quantidade de cáries dentárias é prevenida quando a escovagem dos dentes é supervisionada. Esta observação sublinha o conceito de que os benefícios da pasta dentífrica fluoretada podem ser reforçados através da estruturação do ambiente na escola para assegurar que as crianças escovam os dentes regularmente e que este hábito é incutido como um comportamento saudável para toda a vida. Estudos realizados na Escócia e em Inglaterra constataram uma redução de 32% e 11% nas cáries dentárias atribuída a um programa de escovagem supervisionada na escola em crianças com idades compreendidas entre os 5 e os 6 anos.

O Conselho de Relatórios Científicos da Associação Dentária Americana resumiu as provas que sugerem que a aplicação de verniz de flúor de 6 em 6 meses nas crianças reduz as cáries dentárias. Foram iniciados muitos programas inovadores que envolvem a aplicação de flúor por enfermeiros, como os da Carolina do Norte (por um prestador de serviços médicos), Minnesota, Virgínia e Michigan. . Isto pode ser utilizado no contexto escolar para medidas eficazes contra a cárie dentária[56] .

Assim, muitos estudos resumem que a utilização de flúor nos programas de saúde escolar é uma intervenção eficaz para reduzir a prevalência e a incidência de cáries entre as crianças. O programa de odontologia preventiva primária deve ser rentável em termos de mão de obra, dinheiro, deve produzir resultados observáveis e material e não deve impor uma carga de ensino excessiva ou invulgar aos professores. Deve ser administrativamente sólido e viável e proporcionar o ambiente para o desenvolvimento das capacidades psicomotoras necessárias para a escovagem dos dentes e o uso do fio dental.

Os programas de *primeiro nível* envolvem apenas a participação do pessoal escolar existente e não impõem qualquer compromisso de tempo adicional para além do previsto no currículo escolar.

Neste contexto, o professor teve de dedicar o tempo regularmente atribuído ao ensino da importância da saúde oral para ajudar a desenvolver uma atitude favorável e positiva em relação à saúde dentária, factos sobre os procedimentos preventivos de autocuidado (escovagem de dentes e lavagem dos dentes), práticas nutricionais e factos sobre a medicina dentária e a cavidade oral. Devem também ser capazes de supervisionar um programa semanal de bochechos ou de comprimidos diários de flúor. Para isso, devem receber sugestões de planos de aula e formação para minimizar a necessidade de o professor procurar e organizar informação numa área de saúde que não lhe é familiar. Estas duas acções - o ensino, que tem benefícios a longo prazo para a saúde geral - requerem apenas uma utilização mais eficaz do tempo atual do professor e a utilização da enfermeira da escola em bochechos e pastilhas de flúor.

O higienista dentário ou enfermeiro escolar é muito importante para a realização do nível seguinte de sofisticação nos procedimentos preventivos primários baseados na escola. Estes procedimentos incluem o ensino da escovagem dos dentes, o uso do fio dental, a aplicação de fluoretos, a colocação de selantes para fossas e fissuras, a realização de profilaxia, a identificação e o encaminhamento de patologias orais para diagnóstico e tratamento definitivos e a atuação como pessoa de recurso para os factos sobre a medicina dentária preventiva primária para o corpo docente da escola. Pode ser disponibilizada uma clínica ou uma carrinha móvel para a colocação de selante de fossas e fissuras, aplicação tópica de flúor e realização de profilaxia oral[31] .

A implementação de um programa de prevenção primária com base na escola, agendando as crianças para rastreios dentários, educação e aplicações de flúor e selantes dentários, é uma forma eficaz de prestar cuidados preventivos orais e educação dentária a um grande número de estudantes com baixos rendimentos[124] .

Conclusão

As doenças orais são progressivas, cumulativas e tornam-se mais complexas de tratar com o avançar da idade. Embora a cárie dentária seja uma doença infecciosa transmissível, sendo as crianças as que correm maior risco, a prevenção primária pode reduzir esse risco. A prevenção primária em medicina dentária a nível escolar é geralmente considerada como educação para a saúde dentária e modificação comportamental, abastecimento de água fluoretada, tratamentos profissionais com flúor e selantes de fossas e fissuras[31] . A educação para a saúde inclui todos os procedimentos que ajudam a avaliar o estado da saúde oral das crianças e do pessoal escolar, aconselham os alunos, os pais e outros relativamente aos resultados da avaliação com o objetivo de influenciar o conhecimento e a atitude que é duradoura. A educação para a saúde deve permitir a todas as crianças compreender a importância de uma boca saudável e apreciar a relação entre a saúde dentária e a saúde geral. Deve encorajar a observância de práticas de higiene oral e de uma alimentação correcta. O programa de almoços escolares deve assegurar que as crianças recebam uma refeição equilibrada com quatro cereais básicos, eliminando o excesso de hidratos de carbono refinados, e que as máquinas de venda automática de refeições ligeiras entre as refeições sejam servidas[125] . A educação para a saúde oral nas escolas, adequadamente concebida, permite que as crianças façam escolhas informadas em matéria de saúde, bem como precipitar um ambiente social favorável à saúde. Embora se tenha provado que o abastecimento de água fluoretada tem uma boa relação custo-eficácia, a relação custo-eficácia dos selantes de fossas e fissuras e da aplicação tópica de flúor é maior quando se destina a crianças de meios socioeconómicos baixos ou a populações com elevada prevalência de cáries [126]

Os programas escolares de saúde dentária também estabelecem a agenda para as mudanças estruturais, sociais e políticas necessárias para erradicar as causas profundas dos problemas relacionados com a saúde oral nos países em desenvolvimento.

As intervenções escolares no domínio da saúde oral têm mais probabilidades de serem bem sucedidas e/ou sustentáveis se estiverem ligadas a casa, envolverem ativamente os pais nas intervenções da escola primária, criarem ambientes de apoio (por exemplo, aumentarem a disponibilidade de fruta e legumes e promoverem o acesso a alimentos e bebidas saudáveis) estiverem integradas noutras questões de saúde, fornecerem apoio aos professores ou utilizarem supervisores não docentes, utilizarem líderes de pares, empregarem profissionais de saúde oral para apoiar abordagens escolares promotoras de saúde, em vez de apenas aulas na sala de aula, ocorram em áreas não fluoretadas com elevada cárie dentária, tenham um currículo escolar nacional que exija especificamente a inclusão de índices de saúde oral, sejam interactivos e baseados em aprendizagem experimental relevante para a vida dos alunos e se destinem a escolas onde os alunos tenham um estado de saúde oral e uma literacia em saúde oral deficientes.

Assim, o programa de odontologia preventiva primária baseado na escola facilita a educação central sobre assuntos dentários, provocando assim modificações comportamentais e moldando hábitos de vida e práticas de higiene oral. Utiliza medidas preventivas específicas, como a fluoretação da água da escola e a aplicação tópica de flúor para a prevenção da cárie dentária[125] .

Referências

1. V Hari Devaraya Chowdary, Padmavathi K. Out-Dez 2010: "Educação para a saúde oral nas escolas". Anna & Essen of Den;II (4): 145-47.

2. Prakash Hari, Duggal Ritu e Prakash Mathur Vijay. 2004: "Oral Health Module for Prevention of Dental Caries in School Children. A GOI- WHO- India Biennium Project".

3. Topaloglu Ak Asli, Eden Ece, E Frencken Jo. 2009 : "Managing dental caries in children Turkey - a discussion paper. ***BMC Oral Health"***. 9:32. doi:10.1186/1472-6831-9-32

4. AM Cooper,. Malley C O',. SN Elison,. R Armstrong. 31 de maio de 2013: "Intervenções comportamentais baseadas na escola primária para prevenir a cárie dentária". Cochrane Database Syst Rev. 31;5: CD009378. doi: 10.1002/14651858.CD009378.pub2.

5. B J. Tai,. MQ Du,. Peng B. 2009: "Avaliação da eficácia de um programa escolar de promoção da saúde oral na cidade de Yichang, China". Commun Den Oral Epidemiol; 37(5):391-398.

6. Niyanta Joshi,. SG Sujan,. Keyur Joshi,. Harshik Parekh,. Dave Bhavna. julho-agosto de 2013: "Prevalência, gravidade e factores relacionados com a cárie dentária em crianças que frequentam a escola na cidade de Vaodara - um estudo epidemiológico". J Int Oral Health;5(4): 35-39.

7. Amália Rosa, M. H. Schaub Rob, Widyanti Niken, Stewart Roy, W. Groothoof

Johan. 2012: "O papel do programa dentário escolar na experiência de cárie dentária na província de Yogyakarta". Indonésia, Jornal Internacional de Odontologia Pediátrica; 22:203-210

8. Park K. Park's Textbook of Preventive & Social Medicine. 2nd Edition. 2013.

9. "Diretriz 83: Prevenção e tratamento da cárie dentária na criança em idade pré-escolar". fevereiro de 2014. Rede de Directrizes Intercolegiais Escocesas.

10 Hebbal Mamata, Ankola Anil V., Vadavi Deepti,. Kunal Patel. 2011 Out-Dez : Dent Res J (Isfahan);8(4):189-196.

11. Michie Susan, M van Stralen Maartje ,. West Robert. 2011 : "The behaviour change wheel: Um novo método para caraterizar e conceber intervenções de mudança de comportamento". Bio Med Central Implement Science;6:42.

12. Collins M. 2011 : "An overview of health behavioural change theories and models: Intervenções para o higienista dentário para melhorar a motivação e o cumprimento do cliente". Can J Dent Hygiene;45(2):109-115

13. Fundamentos Comportamentais da Medicina Dentária

14. L. Runyon Howard, O. Krolls Sigurds. janeiro de 1978: "Patient motivation: some implications from the behavioral sciences. Practice Administration, Número 1; Página 1-5

15. Y.L. Kwan Stella,. Erik Peterson Poul,. M Pine Cynthia. 2005 : "Escolas Promotoras de Saúde: Uma oportunidade para a promoção da saúde oral". Boletim da OMS;83:677-685.

16. Abordagem de Melhores Práticas: Melhorar a saúde oral das crianças através de programas coordenados de saúde escolar

17. Strategies To Prevent Dental Caries In Children And Adolescents Evidence-based Guidance on identifying high caries risk children and developing preventive strategies for high caries risk children in Ireland (Estratégias para prevenir a cárie dentária em crianças e adolescentes)

18. Pradeep S. Tangade,. Manish Jain, Mathur Anmol, Prasad Sumanth, Natashekara M. 2011: "Conhecimento, atitude e prática de prevenção de cárie dentária e doença periodontal entre professores do ensino fundamental na cidade de Belgaum, Índia". Pesq Bras Odontoped Clin Integr, João Pessoa;11(1):77-83.

19. Haleem Abdul,. Irfanullah Siddiqui Muhammad,. Ali Khan Ayyaz. 2012: "School-based strategies for oral health education of adolescents- a cluster randomized controlled trial. *BMC Oral Health"*. **12**:54

20. A.R Mellanby, J.B Rees e J.H Tripp. 2000 : "Peer-led and Adult-led school health education: a critical review of available comparative research". Health Edu Research;15 (5):533-545.

21. Liderança entre pares: Um guia para a implementação de programas de liderança de pares com base na escola

22. Hyde Jim. 2011 : "Evidence-based oral health promotion resource. Secção de Prevenção e Saúde da População, Governo de Vitória, Departamento de Saúde, Melbourne".

23. R. Chandrashekar Byalakere,. Suma Shankarappa,. Kiran Kaverikana,. C. Manjunath Badhravathi. 2012 Set-Dez: " A utilização de professores para promover a higiene oral em algumas escolas secundárias de Hyderabad, Andhra

Pradesh, Índia: Um estudo piloto prospetivo a curto prazo". J Family Community Med;19(3):184-189. doi: 10.4103/2230-8229.102319

24. V Chour Girish,. G Chour Rashmi. Jan. 2014 : "Diet Counselling - A Primordial Level of Prevention of Dental Caries". IOSR Journal of Dental and Medical Sciences (IOSR-JDMS);13(1):64-70.

25. Touger-Decker Riva,. Van Loveren Cor. 2003 : "Sugar and dental caries"; Am J Clin Nutr ;78(suppl):881S-92.

26. J.Moynihan Paula. setembro de 2005 : "The role of diet and nutrition in etiology and prevention of oral disease". Boletim da OMS; 83(9):694-699.

27. Newbrun Ernest. Textbook of Cariology, 3rd Edition. Quintessence Publishing Co. Ltd, 1983.

28. J Moynihan Paula. Nov 2002 : "Dietary advice in dental practice". Br Dent J; 23;193(10):563-8

29. Ndiokwelu Etisiobi,. Chika Ndiokwelu. 2006 : "Dietary Counseling in the Prevention and Control Of Oral Diseases - A Review". Jornal Africano de Saúde Oral; 2(1):26-3

30. PJ Moynihan e SA Kelly. Jan 2014. "Efeito sobre a cárie da restrição da ingestão de açúcares: Revisão sistemática para informar as directrizes da OMS". J Den Res;93(1):8-18.

31. O Harris Norman, G. Christen Arden. Textbook of Primary Preventive Dentistry, 3rd Edition.

32. N Tinanoff,. CA Palmer. 2000 : "Dietary determinants of dental caries and dietary recommendations for pre-school chlidrens". J Public Health Dent Summer;60(3):197-206.

33. MS Yekaninejad, MR Eshraghian, K Nourijelyani, K Mohammad, et al. 2012: "Effect of a school-based oral health-education program on Iranian children: results from a group randomized trial" . Eur J Oral Sci;120:429-437.

34. P Arrow, J Raheb e M Miller. 2013 Mar: "Breve intervenção de promoção da saúde oral entre pais de crianças pequenas para reduzir a cárie dentária na primeira infância". BMC Public Health;13:245. doi: 10.1186/1471-2458-13-245.

35. V. K Gopinath, M.P. Hector e E. S. Davenport. maio de 2010: "How pre-school children learn to brush their teeth in Sharjah, United Arab Emirates" [Como as crianças em idade pré-escolar aprendem a escovar os dentes em Sharjah, Emirados Árabes Unidos]. Int J Paediatr Dent; 20(30):230-234. doi: 10.1111/j.1365-263X.2010.01042.x.

36. K Edlund, G Koch. Jan 1977 : "Effect on caries of daily supervised toothbrushing with sodium monofluorophosphate and sodium fluoride dentifrices after 3 years". Scand J Dent Res; 85(1):41-5.

37. L.M.D Macpherson, Y Anopa, D.I Conway,. A.D. McMahon. Feb2013 : "National Supervised Toothbrushing Program and Dental Decay in Scotland" (Programa Nacional de Escovagem Dentária Supervisionada e Cárie Dentária na Escócia). J Den Res; 92(2):109-113.

38. B. Bevans Katherine, Sanchez Betty, Teneralli Rachel, B. Forrest Christopher. Jul 2011 : "Children's Eating Behavior: The Importance of Nutrition Standards for Foods in Schools" J Sch Health; 81(7):424-429. doi: 10.1111/j.1746-1561.2011.00611.x

39. Amanda Buhl. Satisfação das necessidades nutricionais através da alimentação escolar: A Snapshot of Four African Nations

40. Mobley Connie, A. Marshall Teresa, E. Coldwell Susan. Nov-Dez 2009: "The Contribution of Dietary Factors to Dental Caries and Disparities in Caries" [A contribuição dos factores dietéticos para a cárie dentária e as disparidades na cárie]. Acad Pediatr; 9(6):410-414. doi: 10.1016/j.acap.2009.09.008.

41. Y. Deodhar Satish,. Mahandiratta Sweta,. Ramani K.V., Dileep Mavalankar, et al. Jan-Dez 2010 : "An Evaluation Of Mid Day Meal Scheme". Jornal da Escola Indiana de Economia Política;22(1-4):33-48.

42. Ole Frejesckov, Ekstraind Jan, A Burt Brain. Text book of Fluoride in Dentistry. 2nd Edition.

43. Pine Cynthia, Harris Rebecca. 2007 : Livro de texto de Saúde Oral Comunitária. Quintessence Publishing Co. Ltd.

44. Mathew Armfield Jason. 2010 Sep-Oct : "Community Effectiveness of Public Water Fluoridation in Reducing Children's Dental Disease". Public Health Rep;125(5):655-664.

45. Pizzo Giuseppe,. R. Piscopo Maria, Ignazio Pizzo e Giovanna Giulihelana. 2007 :

Clin Oral Invest;11:189-193

46. Parnell C., Whelton H., O'Mullane D. 2009 : "Oral Health Services Research Centre, University Dental School, Cork, Ireland". Eur Arch of Paediatric Den;10 (3).

47. S. Horowitz Herschel. 1973 : "A review of systemic and topical fluorides for the prevention of dental caries". Community Dent Oral Epidemiol;1(3):104-14.

48 PE Petersen, MA Lennon. 2004 : "Effective use of fluorides for the prevention of dental caries in the 21st century: the WHO approach". Community Dent Oral Epidemiol;32(5):319-21

49. HJ Cho, HS Lee, DI Paik e KH Bae. 2014 maio: "Associação da cárie dentária com o estatuto socioeconómico em relação a diferentes níveis de fluoretação da água". Community Dent Oral Epidemiol. 30. doi: 10.1111/cdoe.12110

50. HJ Cho,. BH Jin, DY Park, SH Jung, HS Lee, DI Paik, KH Bae. 2014 Jan 16 : "Efeito sistémico da fluoretação da água na prevalência da cárie dentária". Community Dent Oral Epidemiol.. doi: 10.1111/cdoe.12091.

51. Armfield JM. 2005 Oct: "Public water fluoridation and dental health in New South Wales". Aust N Z J Public Health; 29(5):477-83.

52. Newbrun E. 1989 : "Effectiveness of water fluoridation". J Public Health Dent;49(5 Spec No):279-89.

53. JA Gillcrist, DE Brumley e JU Blackford. 2001 Summer : "Community fluoridation status and caries experience in children". J Public Health Dent.;61(3):168-71.

54. Newbrun E. 2001 Oct : "Topical fluorides in caries prevention and management: A North American perspective". J Dent Educ.;65(10):1078-83.

55. KT Aery, S Shapiro e JT Biggs. J Sch Health. 1979 Oct : "School water fluoridation". J Sch Health; 49 (8):463-5.

56. Kumar V Jayanth, Moss E Mark. Fluorides in Dental Public Health Programs (Fluoretos em programas de saúde pública dentária). Dent Clin N Am 52 (2008) 387-401

57. Organização Pan-Americana da Saúde. "Promoting oral health: the use of salt fluoridation to prevent dental caries". Washington D.C.: OPAS, 2005

58 . G Gillespie, *et al.* 2007 : "Salt fluoridation for preventing dental caries. Base de dados Cochrane de revisões sistemáticas". Edição 4. Nº do artigo: CD006846.DOI: 10.1002/14651858.CD006846

59. S Jones, BA Burt, PE Petersen e MA Lennon. 2005: "The effective use of fluorides in public health". Boletim da Organização Mundial de Saúde; 83(9): 670-676

60. J Bánóczy, PE Petersen, Gunn AJ Rugg. 2009 : "Milk fluoridation for the prevention of dental caries". Organização Mundial de Saúde

61. Yeung *et al.* 2005 : "Fluoridated milk for preventing dental caries". Base de dados Cochrane de Revisões Sistemáticas; Edição 3. Art No.: CD003876.DOI: 10.1002/14651858.CD003876.pub2.

62. W Sohn, BA Burt e MR Sowers. 2006 : "Carbonated soft drinks and dental caries in the primary dentition". J Dent Res; 85(3): 262-266

63. Marwah Nikhil, Kohli Anil, Mohan Usha, Swarnkar ML. Textbook Pediatric Dentistry. Publicado por Jaypee Brothers Medical Publishers (P) Ltd., 2009

64. Finn Sidney B. Clinical Pedodontics. 4th edição página 538-539

65. Directrizes sobre a terapia com flúor. Academia Americana de Odontopediatria.

66. VC Marinho, JP Higgins, A Sheiham e S Logan. 2003 : "Fluoride toothpastes for preventing dental caries in children and adolescents". Cochrane Database Syst Rev;(1):CD002278.

67. Fluoridated toothpaste use in Children. Br Dent J. 2010 Feb 13;208(3):102. doi: 10.1038/sj.bdj.2010.125

68. T Walsh, HV Worthington, AM Glenny, VCC Marinho, X Shi. 2010 : "Fluoride toothpastes of different concentrations for preventing dental caries in children and adolescents". Base de dados Cochrane de Revisões Sistemáticas; Edição 1. Art No.: CD007868.DOI: 10.1002/14651858.CD007868.pub2.

69. Jundi SH Al., M Hammad., H Alwaeli. 2006 : "The efficacy of a school-based caries preventive program: a 4-year study". Int J Dent Hygiene;4:30-34.

70. Axelsson P., LINDHE J. 1977 : "The effect of a Plaque Control Program on Gingivitis and Dental Caries in School children". J Dent Res; 56(Special C) 142-48.

71. Knežević Ranka, Skrobić Ivana, Ćelić Branka, Zubović Nina. 2009: "Programa preventivo para a melhoria da saúde oral em crianças do ensino primário em Banjaluka". Serbian Dental Journal;56(3).

72. Horowitz, M. Alice, John D. Suomi, John K. Peterson, Mathews, L. Barbara, Ronald H. Voglesong, Beverly A. Lyman. John K Peterson, Mathews, L Barbara, Ronald H Voglesong, Beverly A Lyman. Aug 1980 : "Effects of supervised daily dental plaque removal by children after 3 years". Community Den& Oral Epidemio;8(4):171-176.

73. Pine, C. M., Curnow, M. M. T., Burnside, G., Nicholson, J. A., Roberts. 2007 : "Caries Prevalence Four Years After the End Of a Randomized Control Trial". Caries Res;41(6):431-436.

74. Lindmark Ulrika, Hien Do Thi Thu, Trung Do Quang e Bengtson Ann. 2012: "Eficácia da higiene oral após educação supervisionada sobre escovagem de dentes em crianças de seis anos de idade numa escola primária no Vietname". J Behav Health;1(4):279-285. doi: 10.5455/jbh.20120803115047

75. Svante Twetman, Axelsson Susanna, Dahlgren Svante, Holm Helena, Karin Anna, *et al.* Dez2003 : "Caries Preventive effect of fluoride toothpaste: a systematic review". Ata Odontologica Scandinavica;61(6):347-355.

76. T Hope. 1979 : "Results of 10 years of supervised fluoride toothbrushing in Rygge, Norway". Community Dent. Oral Epidemiol;7(6):330-334.

77. R Marino, J Fajardo, M Morgan. Dez 2012 : "Cost effectiveness modes for dental caries prevention programs among Chiean school children". Saúde Dental Comunitária; 29(4):302-308.

78. Júnior Ronald Halla, Rui Vicente Oppermanne. 2004 : "Avaliação do uso do fio dental em um grupo de alunos da segunda série do ensino fundamental que realizam escovação dental supervisionada". Saúde Bucal e Odontologia Preventiva;2(2):111-18.

79. Richard D Bebermeyer. Sep2003 : "A escovagem dentária supervisionada e direccionada reduz

Cárie". Medicina Dentária Baseada em Evidências;4(3):49-50.

80. Jundi Al., Hammad S. H., H Alwaeli. Feb2006 : "The efficacy of a school-based caries preventive program: a 4-year study" . Intl J of Den Hygiene;4(1):30-34.

81. Cynthia M Pine. Oct2007 : "Designing school programmes to be effective vehicles for changing oral hygiene behavior". Int Den J; 57 (Suplemento 1):377-381.

82. R. J Jackson, H. N Newman, GJ Smart, E Stokes, *et al.* Mar/Abr2005 : "The Effects Of Supervised Tooth brushing Programs on caries increment of primary school children, initialy aged 5-6 years". Caries Research;39(2):108-115.

83. Sítio Web Fit For School. http://www.fitforschool.ph/. Último acesso em 9/8/2011

84. GM Davies, HV Worthington, RP Ellwood, EM Bentley, AS Blinkhorn, Go Taylor e RM Davies. 2002: "A randomised controlled trial of the effectiveness of providing free fluoride toothpaste from the age of 12 months on reducing caries in 5-6-year old children" [Um ensaio controlado e aleatório da eficácia do fornecimento gratuito de pasta dentífrica com flúor a partir dos 12 meses de idade na redução das cáries em crianças de 5-6 anos de idade]. Community Dent Health;19(3):131-136.

85. VCC Marinho, JPT Higgins, S Logan e A Sheiham. 2003 : "Topical fluoride (toothpastes, mouthrinses, gels or varnishes) for preventing dental caries in children and adolescents". Cochrane Database Syst Rev;(4):CD002782.

86. CJ-A Chen, KS Ling, R Esa, JC Chia, A Eddy e SL Yaw. 2010 : "A school-based fluoride mouth rinsing programme in Sarawak: a 3-year field study". Community Dent Oral Epidemiol;38: 310-314

87. Uwagawa Y Neko, A Yoshihara, H Miyazaki. 2011 : "Long-term Caries preventive effects of a school-based fluoride mouth rinse program in adulthood" [Efeitos preventivos da cárie a longo prazo de um programa de bochechos com flúor baseado na escola na idade adulta]. Open Dent J;5:24-28

88. R Takeuchi, K Kawamura, S Kawamura, M Endoh, S Tomiki, C Taguchi, S Kobayashi. 2012 : "Effect of school-based fluoride mouth-rinseing on dental caries incidence among schoolchildren in the Kingdom of Tonga" [Efeito do

enxaguamento bucal com flúor nas escolas na incidência de cáries dentárias entre crianças em idade escolar no Reino de Tonga]. J Oral Sci;54(4):343-

89. Sköld U Moberg, D Birkhed, E Borg, LG Petersson. Nov-Dez 2005 : "Approximal caries development in adolescents with low to moderate caries risk after different 3-year school-based supervised fluoride mouth rinsing programmes". Caries Res;39(6):529-35.

90. S Ohara, Y Kawaguchi, K Shinada e Y Sasaki. 2000 Jun : "Evaluation of school-based dental health activities including fluoride mouth-rinsing in Hiraizumi, Japan". J Med Dent Sci;47(2):133-41.

91. UM Chikte UM, HA Lewis, MJ Rudolph. Nov1996 : "The effectiveness of a school-based fluoride mouth rinse programme". J Dent Assoc S Afr;51(11):697-700.

92. Divaris K., Rozier R.G., King R.S. 2012: "Effectiveness of a school-based fluoride mouth rinse programme" [Eficácia de um programa de bochechos com flúor em escolas]. J Dent Res;91(3):282-287.

93. Resumo das provas que apoiam o programa escolar de bochechos com flúor e os Programas Suplementares ASTTD

94. Tubert-Jeannin S., Auclair C., Amsallem ETramini P., Gerbaud L., Ruffieux C

2011 Dez: "Suplementos de flúor (comprimidos, gotas, pastilhas ou gomas de mascar) para a prevenção de cáries dentárias em crianças". Cochrane Database Syst Rev;7(12):CD007592. doi: 10.1002/14651858.CD007592.pub2.

95. AI Ismail ., H Hasson. 2008 Nov : "Fluoride supplements, dental caries and fluorosis: a systematic review". J Am Dent Assoc;139(11):1457-68.

96. PJ Riordan. 1996 Out : "The place of fluoride in caries prevention today". Aust Dent J;41(5):335-42.

97. VCC Marinho, JPT Higgins, S Logan e A Sheiham. 2002 : "Fluoride gels for preventing dental caries in children and adolescents". Cochrane Database Syst Rev; Issue1. Art No.: CD002280.DOI: 10.1002/14651858.CD002280.

98. GJ Truin, MA van't Hof. 2005 : "Gel fluoretado aplicado profissionalmente em crianças de 10,5 anos com baixo índice de cárie". J Dent Res;84:418-421.

99. Hawkins R, Locker D, Noble J. Sep 2003 : "Prevention Part: Professionally applied topical fluorides for caries prevention". Br Den J;195(6):313-317.

100. Larsen, M. Joost, E. Kirkegård, O. Fejerskov e S. Poulsen. 1985 : "Prevalence of dental fluorosis after fluoride-gel treatments in a low-fluoride area". J Dent Res;64:1076-1079.

101. Agrawal Neha, Pushpanjali Krishnappa. 2011 : "Feasibility of including APF gel application in a school oral health promotion program as a caries-preventive agent: a community intervention trial". J Oral Sci;53:185-191.

102. A Azarpazhooh A., PA Main. 2008 : "Fluoride varnish in the prevention of dental caries in children and adolescents: A systematic review". JCDA;74(1): 73-79.

103. Lawrence *et al.* 2008 : "A 2-year community-randomized controlled trial of fluoride varnish to prevent early childhood caries in Aboriginal children". Community Dent Oral Epidemiol;36:503-516.

104. Slade GD *et al.* 2011 : "Effect of health promotion and fluoride varnish on dental caries among Australian Aboriginal children: results from a community-randomized controlled tria "l. Community Dent Oral Epidemiol;39:29-43.

105. Slade GD *et al.* 2007 : Nov 2007 : "Training pediatric health care providers in prevention of dental decay: results from a randomized controlled trial". BMC Health Serv Res;7: 176.

106 VCC Marinho, JPT Higgins, S Logan e A Sheiham. 2002 : "Fluoride varnishes for preventing dental caries in children and adolescents". Cochrane Database Syst Rev; Edição 1. Art No.: CD00279.DOI: 10.1002/14641858.CD00279.

107. J A Weintraub. 2003 : "Fluoride varnish for caries prevention: comparison with other preventive agents and recommendations for a community-based protocol". Spec Care Dentist;23(5):180-186.

108. JA Weintraub, *et al.* 2006 : "Fluoride varnish efficacy in preventing early childhood caries". J Dent Res;85(2):172-176.

109. Aguilar ED Beltrán, JW Goldstein. maio de 2000 : "Fluoride Varnishes: A review of their clinical use, cariostatic mechanism, efficacy and safety" . J Am Dent Assoc;131(5):589-596.

110. Saloranta, A. Ahovuo, A. Hiiri, A. Nordbald, M. Mäkelä, H. V. Worthington. 2008 : "Pit and fissure sealants for preventing dental cay in the permanent teeth of children and adolescents" [Selantes de fossas e fissuras para a prevenção da cárie dentária nos dentes permanentes de crianças e adolescentes]. Cochrane Database Syst Rev; Edição 4. Art No.: CD001830.DOI: 1002/14651858.CD001830.pub3

111. D Locker, A Jokovic e E J Kay. 2003 : "Prevention. Parte 8: O uso de selantes de fossas e fissuras na prevenção de cáries na dentição permanente de crianças". Br Dent J;195(7):375-378. Publicado online: 11 de outubro de 2003 | doi:10.1038/sj.bdj.4810556

112. Beauchamp Jean, W Page, James Caufield, Crall J., Donly Kevin, Feigal Robert, Barbara Gooch, et al. Barbara Gooch, *et al.* 2008 : "Recomendações clínicas baseadas em evidências para o uso de selantes de fossas e fissuras". Um relatório do Conselho de Assuntos Científicos da Associação Dentária Americana. J Am Dent Assoc;139(3):257-267.

113. Hirremath S.S. Textbook of Preventive & Community Dentistry. 2nd Edition. Publicação da Elsevier.

114. Simonsen RJ. Set-Out 2002 : "Pit and fissure sealant: review of the literature". Pediatr Dent ;24(5):393-414.

115. Guia de serviços preventivos comunitários. Preventing dental caries: dental school-based or-linked sealant delivery programs.

www.communityguide.org/oral/schoolsealants.html(schoolsealants.html).

116. Truman BI *et al.* Reviews of Evidence on Interventions to Prevent Dental Caries, Oral and Pharyngeal cancers, and Sports-related Craniofacial Injuries. Am J Prev Med 2002; 23: (1S)

117. Yengopal V., *et al.* Sep 2009 : "Caries-preventive effect of glass ionomer and resin-based fissure sealants on permanent teeth: a meta analysis". J Oral Sci;51(3):373-382.

118. S Mickenautsch, V Yengopal. Jan 2011 : "Caries-preventive effect of glass ionomer and resin-based fissure sealants on permanent teeth: An update of systematic review evidence". BMC Res Notes; 28;4:22. doi: 10.1186/1756-0500-4-22.

119 Gooch BF., *et al.* Nov 2009 : "Preventing dental caries through school-based sealant programs. Updated recommendations and reviews of evidence J Am Dent Assoc;140(11):1356-65.

120. Hiiri A., Saloranta A Ahovuo, A Nordblad, M Mäkelä. 2010 : "Pit and fissure sealants versus fluoride varnishes for preventing dental cay in children and adolescents. Cochrane Database Syst Rev;Issue 3.

121. N Gugnani. 2013 Set "Trial shows caries reductions at one year in school-based sealant programme". Evid Based Dent ;14(3):71. doi: 10.1038/sj.ebd.6400946.

122. Bolla M Muller, Pégurier L Lupi, H Bardakjian, AM Velly. Jun 2013 : "Eficácia dos programas de selantes dentários baseados na escola entre crianças de baixos rendimentos em França: um ensaio clínico pragmático aleatório".

Community Dent Oral Epidemiol ;41(3):232-41. doi: 10.1111/cdoe.12011. Epub 2012 Oct 17.

123. McCormack-Brown KR, Clark BJ, McDermott RJ. Feb 1989 : "Dental pit and fissure sealants: implications for school health personnel". J Sch Health;59(2):69-73.

124. P. Hyatt Thaddeus. Odontotomia Profiláctica: Um procedimento operatório para a prevenção da cárie.

125. B Devine. 2011 Dec : "Atingir os objectivos dentários do Texas de pessoas saudáveis". Tex Dent J ;128(12):1255-9.

126. James Morse Dunning: Princípios de Saúde Pública Dentária

127. DH Kitchens. 2005 Aug 15 : "The economics of pit and fissure sealants in preventive dentistry: a review". J Contemp Dent Pract;6(3):95-103

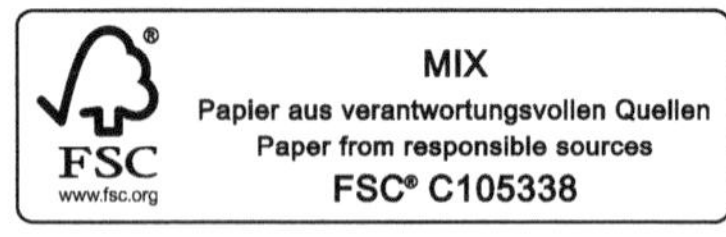

Printed by Books on Demand GmbH, Norderstedt / Germany